1日90秒！ 腰痛を自分で治す すごい方法

結局、腰痛は「ほぐし方」が9割

医師 佐々木政幸

アスコム

この本は、
このような思いを抱えている
みなさんに贈る本です。

とにかく、
この痛みを
取りたい!

いろいろ対策は
やっているけど、
腰痛が治る感じが
しない……

治ったと思っても、
しょっちゅう痛みが
ぶり返してしまう

どうせ腰痛なんて
治らないんでしょ
と諦めモード……

腰痛対処法、
いろいろありすぎて
どれが本当の正解か
分からない

ストレッチで
余計に腰を
傷めてしまった

今は症状が
落ち着いているけど、
またギックリ腰になるか
不安……

腰痛改善法を
やっても、結局、
効果はその場だけ

マッサージを
受けた翌日に、
もみ返しが来て
余計に痛くなった!

ネットで「腰痛　治し方」と検索して動画を見たり、
症状がひどいときにはマッサージに行ったり。

そうやって、「もしかしたらこれで治るかも……」
と腰痛改善に取り組むのに全然良くならない、ということも
経験されてきた方が多いのではないでしょうか。
また腰痛は、痛みが引いてもぶり返すことも多く、
痛みが出るたびに「また腰をやっちゃったよ」と
ウンザリすることもあると思います。

「あ〜あ、一生腰痛の恐怖を抱えて生きていくのかな……」と、
腰痛との戦いの終わりが見えず、不安に思われたり、
諦めモードになったりするのも仕方ありません。

でも、今あなたがやっている、

ストレッチなどの腰痛改善法、
本当に正しいのでしょうか？

たとえば、ストレッチをするときに
「イタ気持ちいいくらい伸ばす」なんていいますよね。

少し刺激が強いほうが、効いている感じがする！
と思っている方は少なくないです。

たしかに筋肉の柔軟性は、
腰痛予防に欠かせません。
しかし、「イタ気持ちいい」や「伸ばす」という意識が、
腰痛を引き起こす原因にもなっているのです。

なぜなら、
頻繁《ひんぱん》に腰痛を繰り返す方は、
常日頃から筋肉が硬い状態である可能性が非常に高いからです。

筋肉が硬い状態だと何が起こるのか、
ゴムを使ってイメージしていきましょう。
ゴムは、新しく柔らかいうちは
引っ張る強さに応じて長く伸びます。

一方で、放置されて古くなったゴムは、
硬くなってしまいます。
そのような状態で強く引っ張ると、プツンと切れたり、
傷ついたりする可能性が高くなってしまいます。

筋肉も同じです。
新しいゴムのように、
筋肉が柔らかい状態であれば、
筋肉をグーっと伸ばすストレッチは有効です。

しかし、すでに腰痛を発生している方だと、
時間がたったゴムのように、負荷をかけると痛めやすい
硬い筋肉になっている可能性が高いのです。

そのようなかで、いわゆる一般的なストレッチを行うと、
かえって腰痛を悪化させることになりかねません。

そして、筋肉のなかでも特に要注意な部分があります。
一言で「筋肉」といっても、様々な種類の筋肉があり、いろんな役割を担っています。

そのなかでも、骨と筋肉がくっついている境目は、ほかの筋肉の部位よりも硬く、一番傷みやすい部分です。

「骨に付着している部分の筋肉」ということから、「付着部筋《ふちゃくぶきん》」と私は呼んでいます。

そして、腰まわりには、たくさんの骨や筋肉が複雑に入り組んで構成されていますから、付着部筋もたくさん存在しています。

そのため、

この付着部筋を
いかに傷めずに
ほぐすかが
重要なのです。

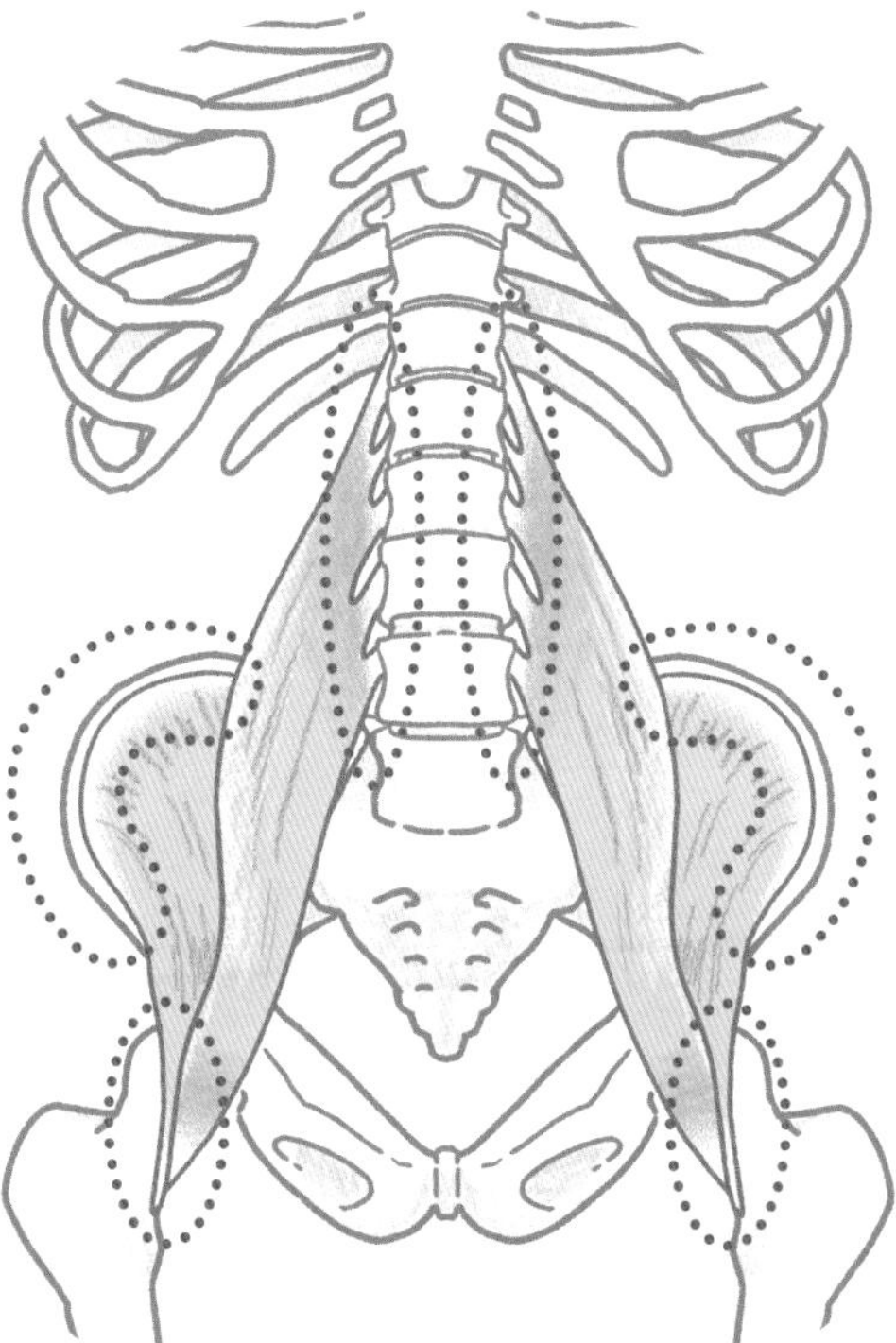

そこで、考案したのが「ほぐすトレッチ」

腰痛を頻繁に繰り返す、

付着部筋が硬くなっている方でも

痛めずにほぐせるようにと

考えたストレッチです。

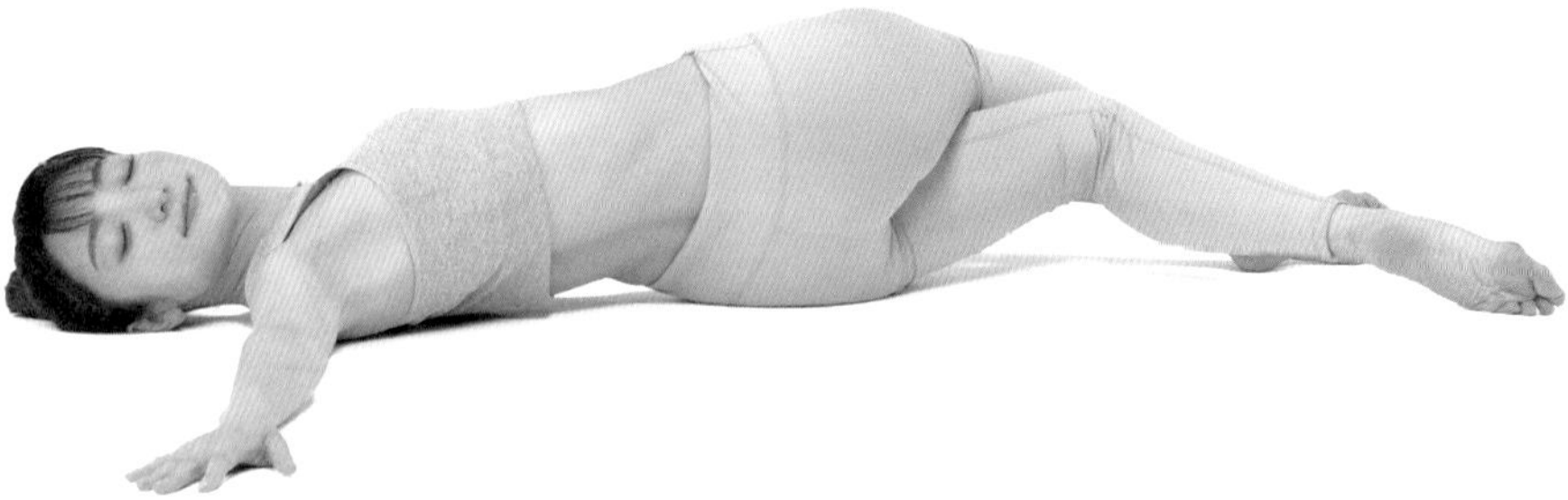

このストレッチ、驚くほど簡単です。
1日90秒、しかもすべてベッドや布団の上でできます。

さらに、年齢もまったく関係ありません。
みなさんのなかには、「もう歳だし、無理じゃないかしら」と思われる方もいらっしゃるかもしれませんが、
いくつになっても、腰痛は改善します。
実際、今回この「ほぐすトレッチ」を試していただいた方のなかには、
なんと78歳の方もいらっしゃいました。
実際に50代~70代の方に、
ほぐすトレッチを体験していただいたところ、
次のような結果になったのです!

「ほぐすトレッチ」を試してみました!

腰痛でお悩みの方に、第3章でご紹介する「ほぐすトレッチ」を
3週間実践していただきました。ストレッチ開始前には、実際の医療現場で使われる
「痛みスケール」を用い、11段階評価でご自身の腰の痛みレベルを
数値化していただきました。(0が痛みなし、10が想像できる最大の痛み)
そして、3週間後にも、同じようにその時点での痛みレベルを数値化していただき、
前後で比較したところ、全員が3週間で痛みが減るという結果になりました!

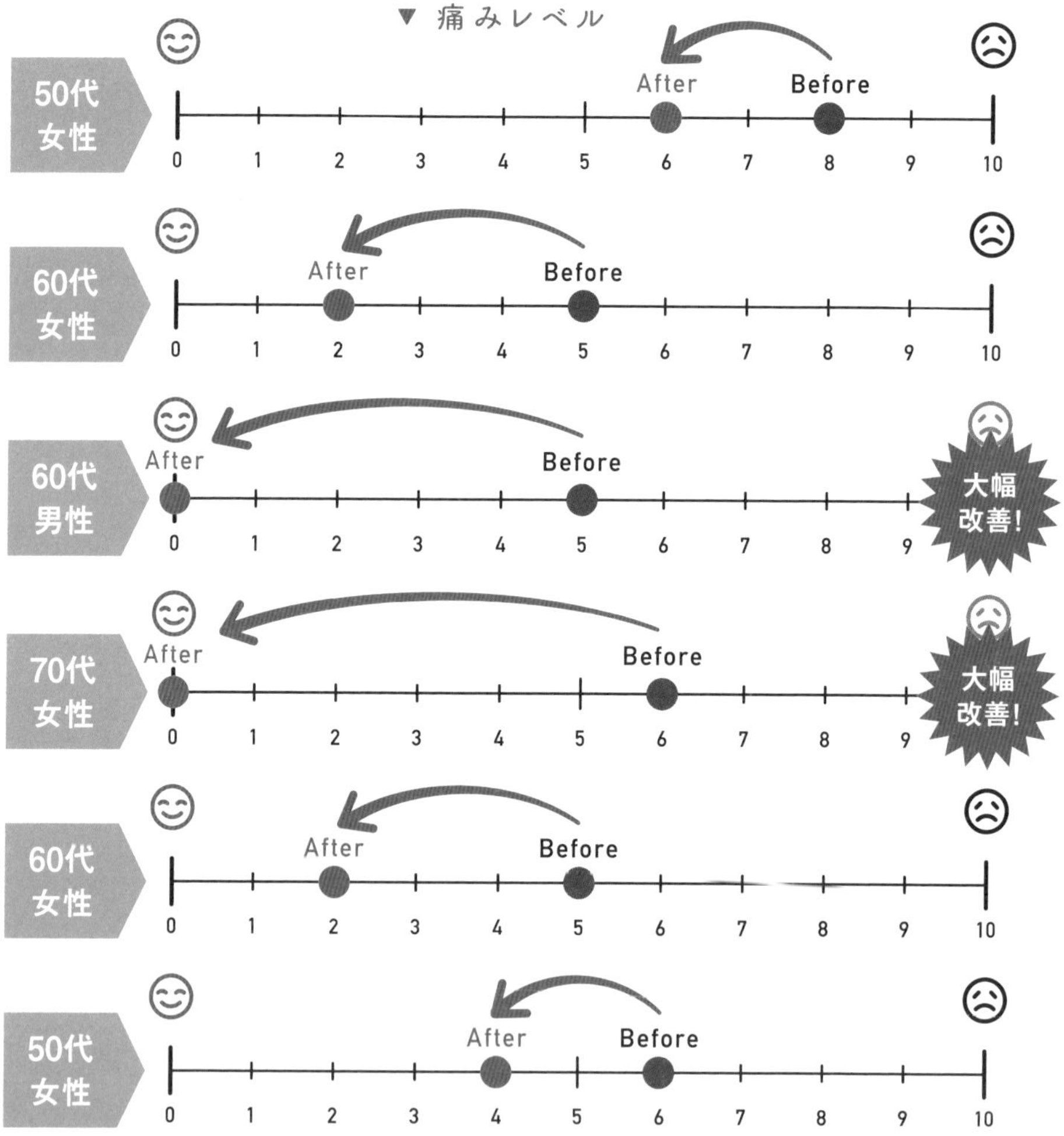

たった1日90秒を3週間行うだけでこの変化！

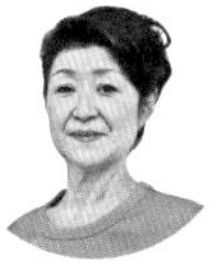

「最近、 動きが違うね」と言われた！

春乃ひかり さん
（60代・女性）

1年ほど前に圧迫骨折をしてから、 あまり運動もできず、 筋肉も衰えている感じがしていました。 でもこのストレッチを続けていくうちに、 体が軽くなり、 腰痛も改善に向かっている感じがします。 さらに前かがみがちの姿勢が伸びた感じがし、 歩く動作も速くなりました。 通っている茶道の教室で先生から「最近動きが違うね」と言われました！ こんな簡単にできる方法を教えていただき感謝しています！

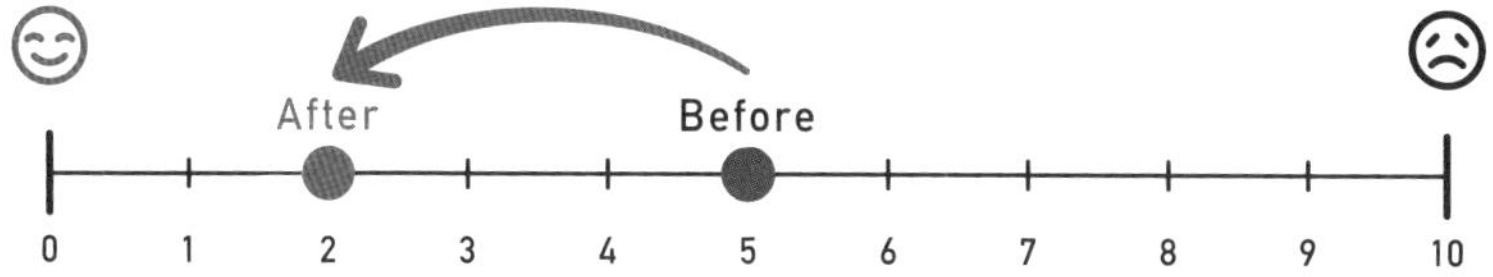

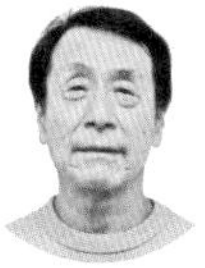

腰のずーんとした重さがなくなった！

田中昭重 さん
（60代・男性）

始めて3～4日目あたりから、 腰のずーんとした重たいものがなくなったような感覚がありました。
症状がひどい時には、 体の上下がねじれているような感じがあり、 とても痛かったのですが今はそれが全然ないです。 また、 ほぐすトレッチの実施期間中1日だけ雨が降ったことがありました。 いつもは天候が悪いと腰痛がさらにひどくなるんですが、 今回は少し軽かったですね。

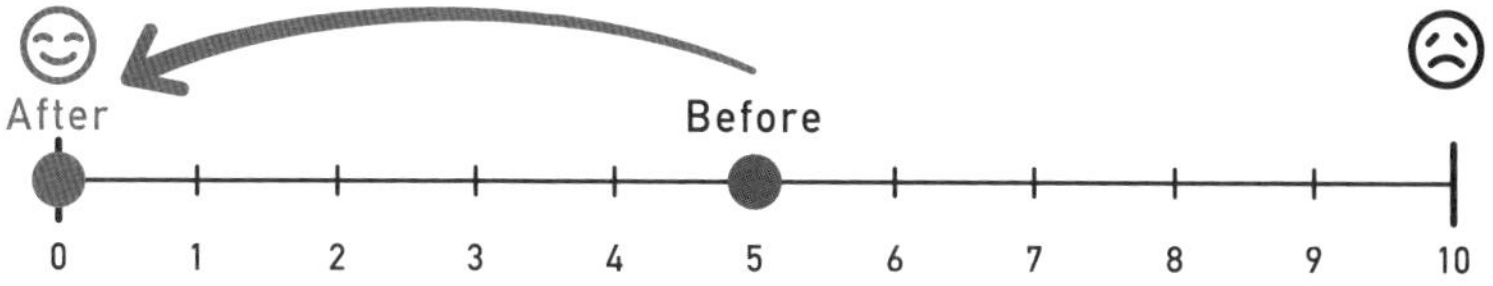

さらに、腰痛改善にとって重要な柔軟性もみなさん大幅に上がりました！

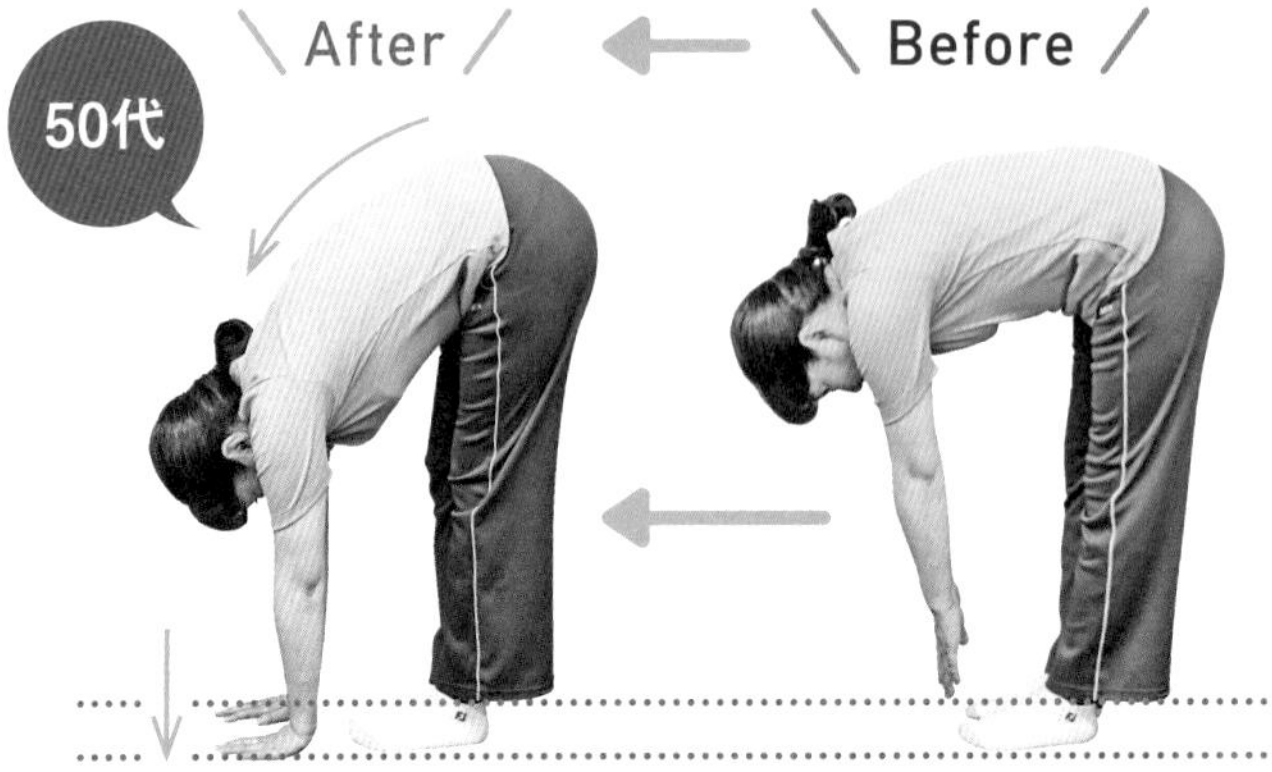
50代
＼After／
＼Before／

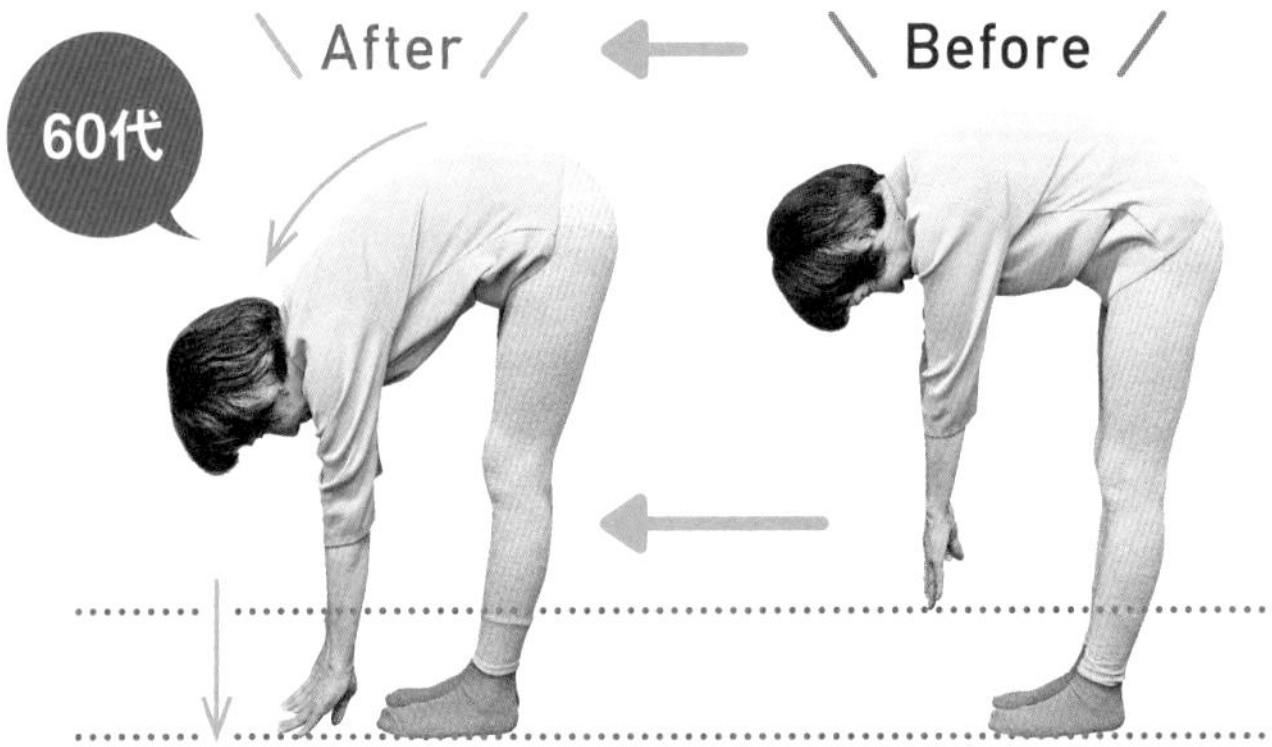
60代
＼After／
＼Before／

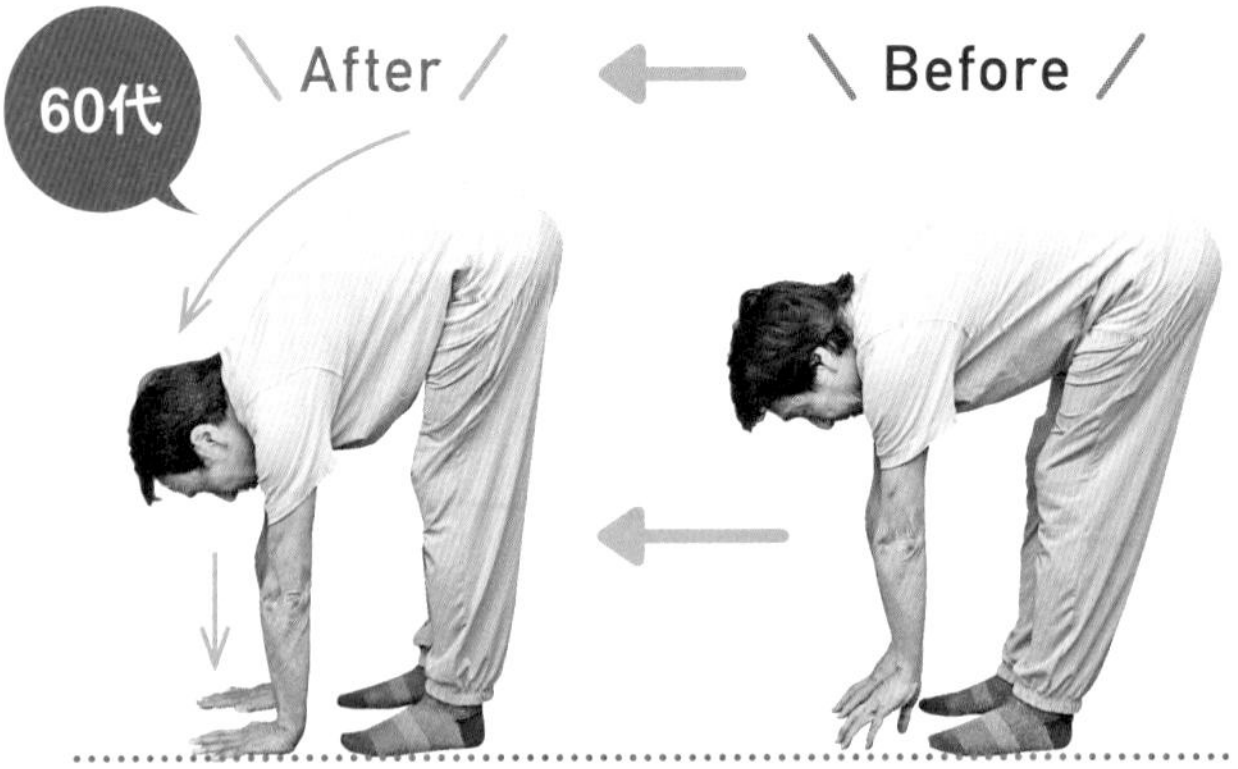
60代
＼After／
＼Before／

ちなみに、1回分の90秒をやっただけでも、こんなにも柔らかさが変わってきます。

（ただし、続けないと、また元に戻ってしまいます。）

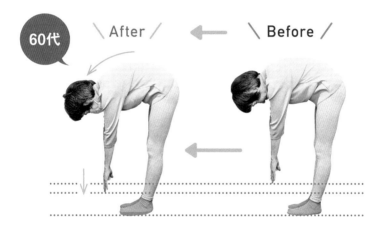

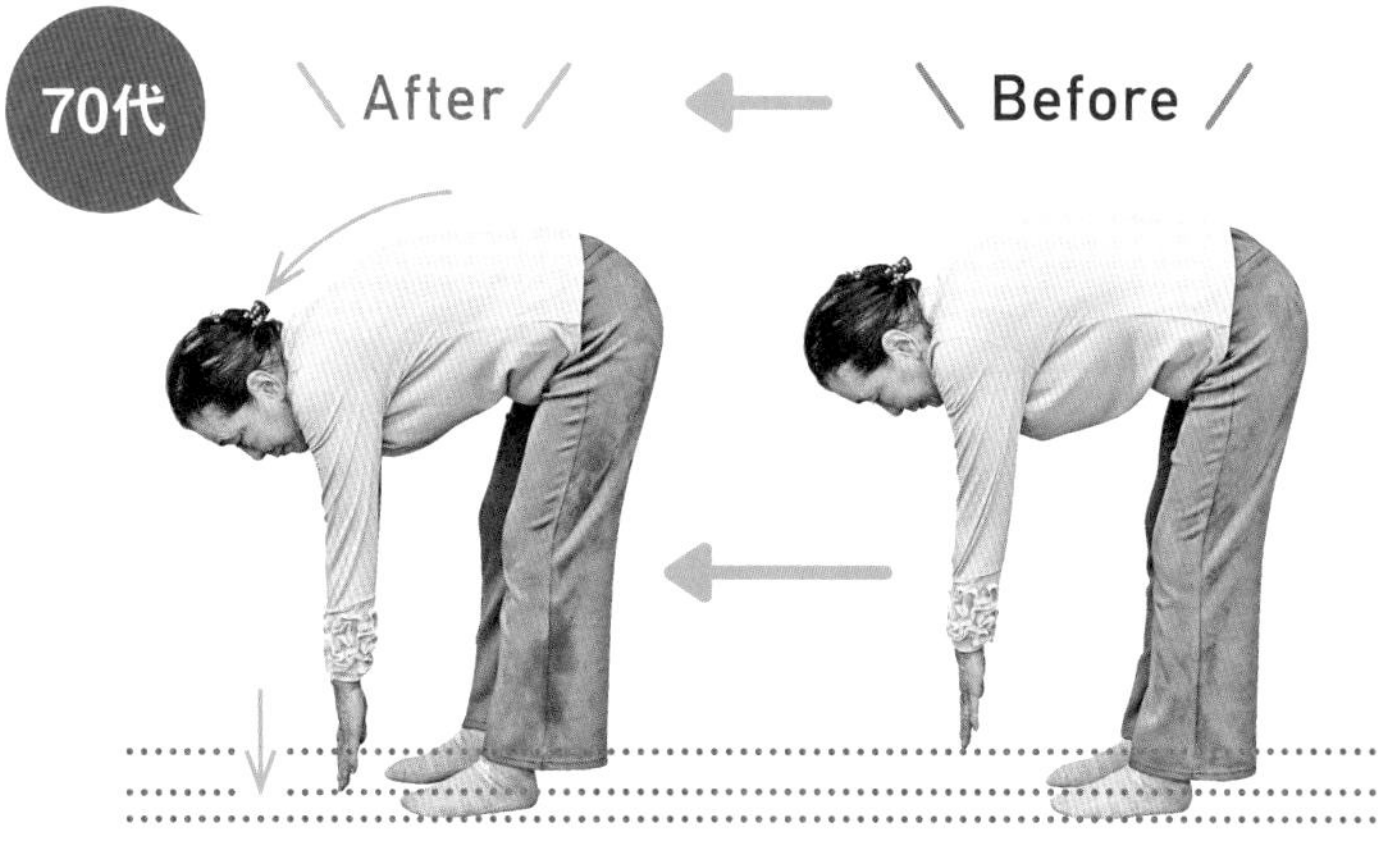

もちろん、腰痛の原因は様々なものがありますが、
28年診察してきた経験から、
腰痛の大部分は、付着部筋が硬くなったことによって
引き起こされていると私は考えています。

そのため付着部筋を正しくほぐし柔らかくすることは、
腰痛解消の要《かなめ》です。

まさに、**腰痛は「ほぐし方」が9割**なのです。

ぜひ「ほぐすトレッチ」で
優しく付着部筋をほぐしてみてください。

目次

第2章

腰痛のカギを握る最重要で最弱の筋肉「付着部筋」とは？

第3章

1日90秒！付着部筋をほぐす「ほぐすトレッチ」

第4章

もう腰を痛めないための生活習慣

第5章
恐ろしい病気の可能性も!?
付着部筋以外の腰痛の原因とは

はじめに

みなさんはじめまして。

久我山整形外科ペインクリニック院長の佐々木政幸と申します。

長年診察していると、いかに**腰が、「体の基幹部分」なのかを痛感します。**

腰が痛いことによって、起き上がれないなどの不都合が出てくることは、実感されている方も多いのではないでしょうか。

さらに、**腰の痛みから膝など全身の痛みにつながるケースも多い**です。

腰をかばうがゆえにおかしな体の使い方をしてしまい、結果として負担がかかりほかの場所を痛めてしまう。いわば「二次災害」を引き起こしてしまうのです。

寝たきりや要介護を招いたり、健康寿命を終わらせてしまう最大の要因が腰痛ともいわれています。

ただの腰の痛みと侮ってはいけません。

また、ストレスやうつとも強い関連性があると言われています。

集中力や睡眠などにも深くかかわってくることも分かっています。

私は**付着部筋**をほぐすことが腰痛改善には重要だと考えています。

この付着部筋は、正式には「筋肉の付着点」「筋肉の付着部」と呼ばれているところです。

この付着部筋について、**一般の方にとってわかりやすい説明がなされている書籍や記事がまだまだ少ない**ように感じています。

腰痛を治す非常に重要な部分にもかかわらず、付着部筋について知らないことで、みなさんが腰痛を治す機会を失っているのは非常にもったいない。

そこで、本書では、この**付着部筋について、分かりやすく、丁寧にまとめる**ことによって、みなさんがずっと悩まれている腰痛を根本から治すためのお手伝いをしていきたいと思っております。

普段から腰痛対策をされている方も、**「付着部筋」を意識することは少ないと思います。**

本書を腰痛を改善し、健康な生活を送るための一助にしてください。

医師　佐々木 政幸

第1章

なぜ、あなたはいつまでも腰の痛みと付き合わなくてはならないのか？

85%以上にのぼる「原因不明の腰痛」の原因とは

▼多くの腰痛が原因不明といわれる理由

急に腰が痛くなって、近くの病院に助けを求めたとき、次のような経験をすることがあります。

レントゲンを撮り、いよいよ診察。それを見ながらじっと考え込む先生。もしかしたら、なにか重要な疾患《しっかん》があったのかと思ったら……。

「特に異常は見当たらないです」

という、なんとも拍子抜けするひと言を聞かされる。

いやいや、痛いんだから、なにかしら異常があるはずなのに……。

もしかしたら、なにか原因不明の疾患に冒されているのだろうか？

そんな思いを抱えながら、炎症や痛みを抑える薬を渡され、もやもやした気持ちのまま、病院をあとにする……。

このような経験がない方は、「え？　そんなことあるの？」「入った病院の医者がヤブ医者だっただけじゃないの？」と思うかもしれません。

ですが、おそらくその先生はヤブ医者ではないですし、このようなことは、決して珍しいことではありません。

「あるある」とうなずきながら読まれた方も少なくないのではないでしょうか。

それもそのはず。


実は、**P33のグラフのように、腰痛の85%が、原因不明で診断がつかない**のです。

「原因不明ならば、治すことも予防することもできないじゃないか」と思われるかもしれませんが、安心してください。

「異常は見当たらない」というだけで、多くの場合、痛みの原因がなにか、医師には推測がついています。

それなのにはっきりとした診断を伝えられないのは、**原因が推測はできても、証拠がないから**です。

腰痛の診断は、主に、レントゲンで行われます。

そして、**レントゲンで映るのは、骨だけ**です。

そのため、骨が折れていたりとか、がんの転移や感染が原因で骨が壊れている場合によって起きたりする腰痛は、レントゲンを見れば分かるので診断がつきます。

しかし、骨が原因で急に腰を痛めることは、あるにはあるのですが、数としては、あまり多くありません。

医師は、原因がはっきりと見えないもの、数値的な変化がないものには、診断ができません。

そのため、**急におとずれた腰痛に対して多くの場合は、唯一見られる骨に異常がないので「特に異常は見当たらないです」と答えるしかない**のです。

85%の腰痛が原因不明!

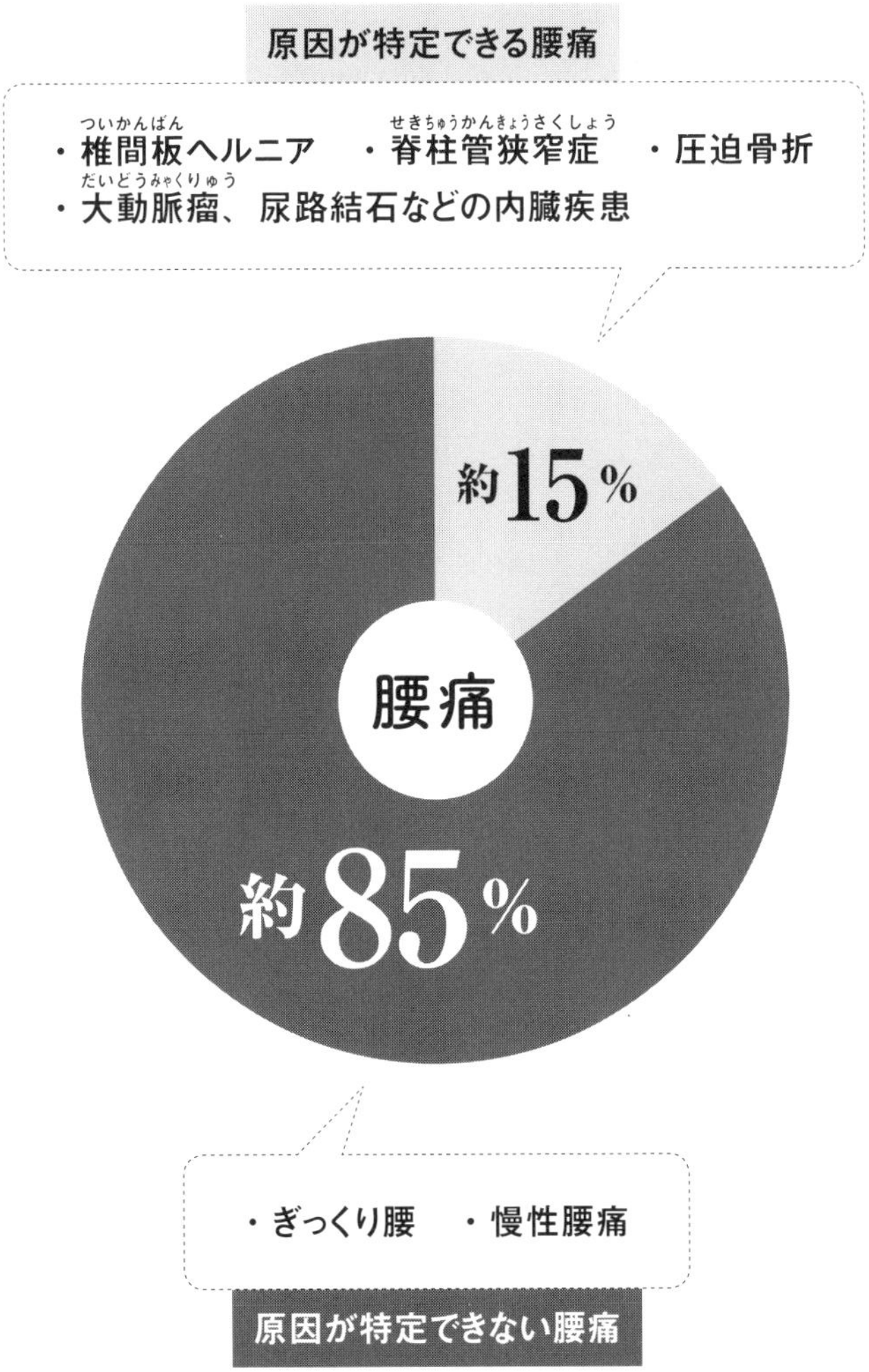
原因が特定できる腰痛
・椎間板《ついかんばん》ヘルニア　・脊柱管狭窄症《せきちゅうかんきょうさくしょう》　・圧迫骨折
・大動脈瘤《だいどうみゃくりゅう》、尿路結石などの内臓疾患
約15%
腰痛
約85%
・ぎっくり腰　・慢性腰痛
原因が特定できない腰痛

出典：JAMA268：760-765, 1992

これが、「原因不明の腰痛」の割合が多くなってしまう大きな理由の1つです。

では、**原因不明の腰の痛みは、どうして起きるのでしょうか。**

多くの患者さんが、「寝て起きたときに痛くなった」「体をねじったとき」などの動作によって、急に腰痛が発症したといいます。

いろいろな原因が考えられますが、体を動かしたとき、つまり筋肉を動かしたときに多く発症しているということは、**筋肉のトラブルによるものが、ほとんど**ではないかと私は考えています。

繰り返しになりますが、レントゲンに映るのは骨だけです。

筋肉はほとんど映りません。

そして、この筋肉のトラブルによる腰痛は、体型や体の動かし方のクセ、生活習慣といったなかなか変えられないものによって、筋肉の状態が悪化して引き起こされることがとても多いのです。

そのため、薬などで、**痛みや炎症を取り除いたとしても、なかなか治らなかったり、治ったと思ってもすぐに痛くなったり**します。

実際、日本腰痛学会の「腰痛診療ガイドライン２０１９」によると、原因不明の腰痛の場合、１年経過しても痛みのある人が65％にのぼるといわれています。

つまり、**筋肉のトラブルは、腰痛の主な原因であり、長引きやすい**のです。

また、脊柱管狭窄症などの診断がつく腰痛も、トラブルが起きにくい筋肉にすることで、予防ができます。

そのようなことを鑑みても、第５章で、そのほかの腰痛の対策や治療法などもお話ししていますが、まずは、筋肉のトラブルによって生じる腰痛を改善、予防することが、腰の痛みのない生活を送るうえで、大切ではないか。

そう考え、本書では、筋肉のトラブルによって生じる腰痛を改善、予防するためにはどうすればよいのかを中心にお話ししていきます。

頻繁に腰痛になる人に共通するたった1つのこと

▼原因不明の腰痛を引き起こす2つの筋肉トラブル

原因不明の腰痛の多くは、筋肉にトラブルが起きて引き起こされるといいましたが、具体的にはどのような問題を抱えているのか。大きくわけると2つあります。

・炎症を起こしている

・傷ついている

そして、この2つのいずれも、筋肉が硬くなることで起こるのです。

筋肉の構造はこうなっている!

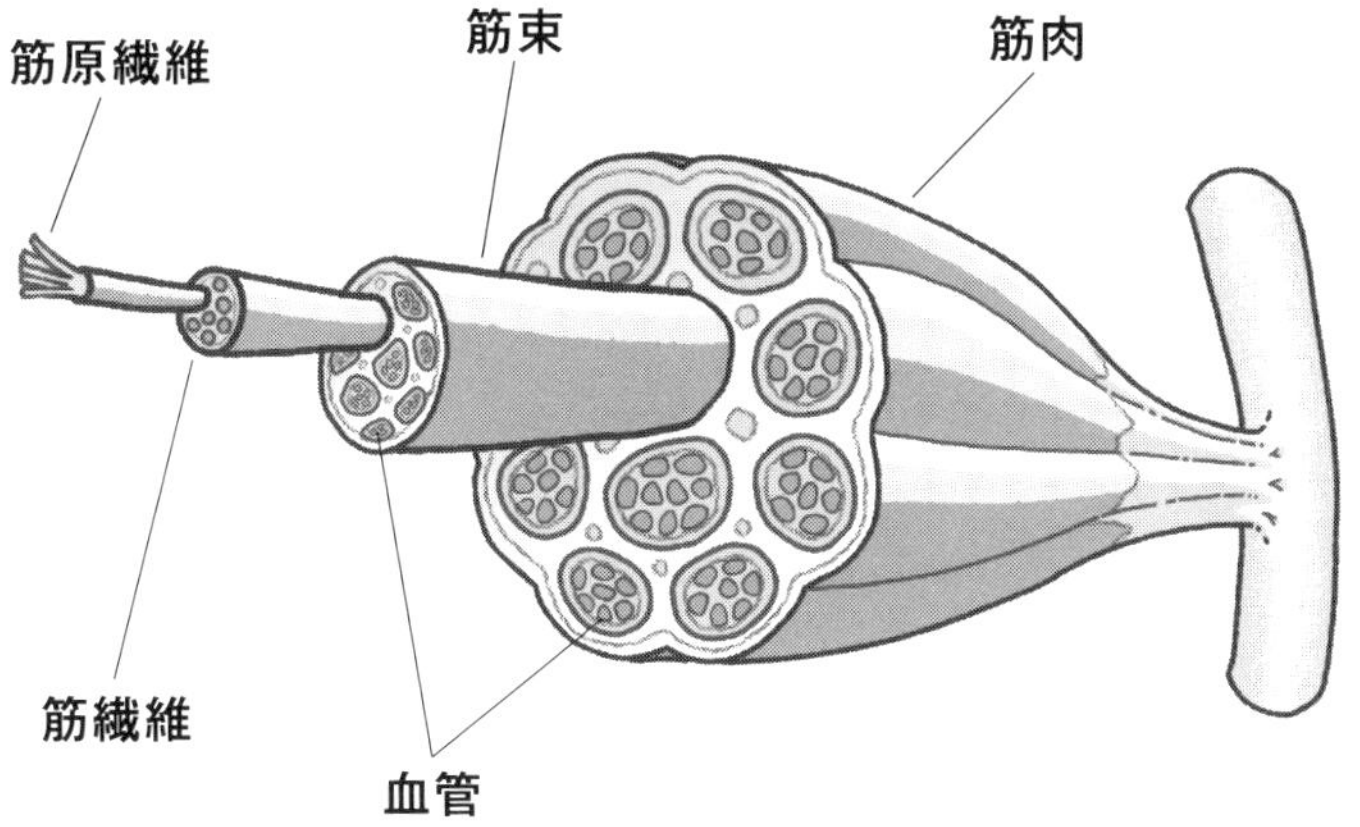

筋肉は、「筋束《きんそく》」と呼ばれる束《たば》が集まってできています。

さらに、その筋束は「筋繊維」といわれる細い繊維が束になり、構成されています。

そしてその筋繊維はもっと細長い筋原繊維が集まっているものです。

たとえるならば、**筋束がそうめんの束。筋繊維がそうめん1本1本、そして、筋原繊維がそうめんの素材となる小麦粉と**いったところでしょうか？

筋肉は過度に負担がかかると、徐々に硬くなり、**そうめん1本1本である筋繊維同士が「ギュッ!」とくっつくという性質があります。**

そして、この筋繊維が硬くなってギュッとくっついた状態になると、炎症が起きてしまうのです。

ギュッとくっついたり、炎症が起こったりする理由は、まだまだ不明確なところがあるのですが、私は体が「このままだと危ないよ」とＳＯＳを出しているからだと考えます。

誰だって痛いのはいやですが、**痛いという感覚がないと、体が耐えられないほど無理をしてしまい、取返しのつかないことになってしまいます。**

痛みは、人間が健やかに生活をするうえでとても大切な感覚なのです。

また、このギュッと固まった状態の筋肉は、非常に傷つきやすい性質を持っています。

古くなって硬くなってしまったゴムをイメージしてみてください。

本来ならしっかりと伸び縮みするゴムも、時間が経って使っていないうちに硬くなってきますよね。

すると、ちょっと伸ばそうとしただけでもちぎれてしまいます。

筋肉も同じです。

硬くなってしまった筋肉を動かすと、ちぎれることまではないかもしれませんが、筋肉が傷ついてしまうのです。

つまり、頻繁に腰痛になる人は、腰の筋肉が硬いまま過ごしていることが考えられます。

▼超スター選手から学ぶ腰痛改善のコツ

よく、スポーツ選手が競技の前後や最中に柔軟を念入りにしています。

スポーツは、日常ではありえない動きを求められることが多く、非常に筋肉に負担がかかります。

そのため、普段の生活や競技によって硬くなった筋肉をほぐすことで、スポーツによってさらなる負荷がかかって筋肉が炎症を起こしたり、傷ついたりしないように気をつける必要があります。

スポーツをしたことのある人なら「ケガをしにくくするためには、体の柔軟性が大切だ」という話を聞いたことがあるのではないでしょうか。

現在、メジャーリーグで活躍されている大谷翔平選手は、とんでもないほど柔らかい筋肉の持ち主です。

突然ですが、手の甲を腰に当てた状態のまま、肩甲骨《けんこうこつ》まわりを動かすように、肘を前に出してみてください。

どれくらい前に出せましたか？

大谷選手は、手の甲を腰に当てた状態で、両肘を真正面に向けることができるのだそうです。

それだけ、肩甲骨まわりの筋肉が非常に柔らかいのです。

筋肉の柔らかさがあるからこそ、二刀流という、筋肉に尋常ではない負荷のかかることをやってのけることができるのではないでしょうか。

大谷翔平選手は驚くほど筋肉が柔らかい！

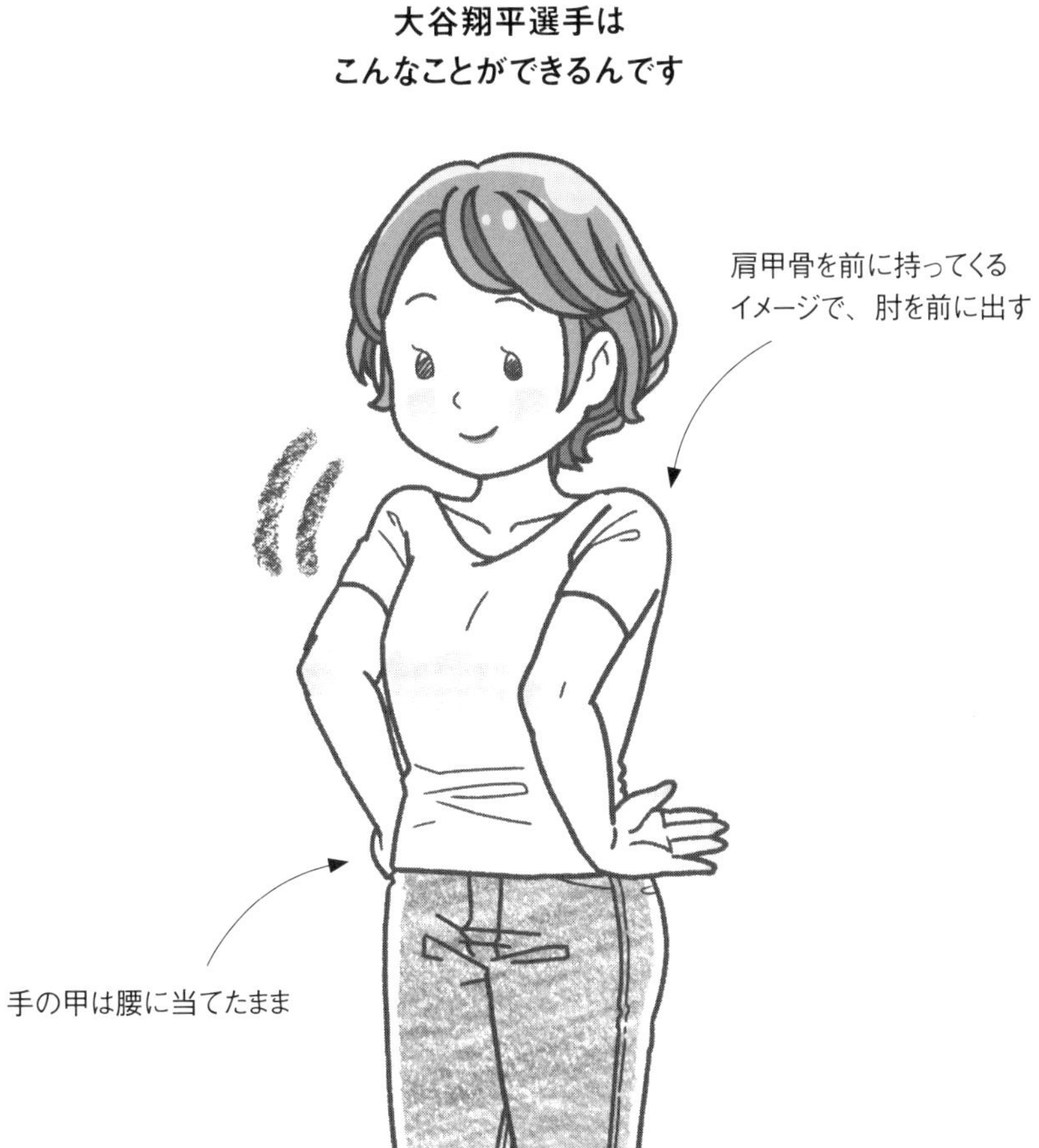
大谷翔平選手は
こんなことができるんです
肩甲骨を前に持ってくる
イメージで、肘を前に出す
手の甲は腰に当てたまま

少し余談になりますが、たまに、「筋肉が柔らかいほうがいいのなら、筋トレはしないほうがいいのでは？」と勘違いしている方がいます。

筋肉自慢の方が、他人に自分の筋肉を触らせて「すごーい、かたーい」というシーンをテレビや日常の場面で見たことはないでしょうか。

その影響からか筋肉＝硬いというイメージをもっている方が少なからずいます。

そのような場面で、**筋肉に力を入れているから、硬くなっているだけ**です。

ボディビルダーの方が、日常を過ごしているときに、ふと筋肉を触ったとしたら、どんな感触になると思いますか？

これが実に柔らかいのです。

トレーニング後などで、負荷がかかりすぎていて硬くなっている状態は別ですが、**筋肉自体は、本来は柔らかい**ものなのです。

過度の負荷をかけると、危険ですが、筋肉をつけること自体は、悪いことではありません。

同じ重さのものを持ち上げるなら、筋肉があったほうが、負荷はかからないですよね。

逆に筋肉がないと負荷がかかりすぎてぎっくり腰になるという心配もでてきます。

ですから、筋肉をつけることは、筋肉に負担をかけないためにも、必要なことなのです。

ただし、筋トレ自体は、筋肉に負荷をかける動作です。

筋肉が柔らかい状態でないと、傷つける可能性があります。

頻繁に腰痛を繰り返す方は、筋肉が常日ごろから硬い状態だと思ってください。

ですから、腰痛対策のためにまずすべきことは筋トレではなく、筋肉を柔らかくすることなのです。

腰痛持ちが一般的な柔軟体操をしてはいけない理由

▼ぐいぐい押すストレッチは、腰痛持ちにはNG

筋肉の柔軟性が大切なら、柔軟体操をすればいいのではと思った方もいるのではないでしょうか？

これは、確かに正解です。

体が柔らかいという方は、小さいころから柔軟体操を欠かさず行い、柔らかい筋肉を手に入れているといいます。

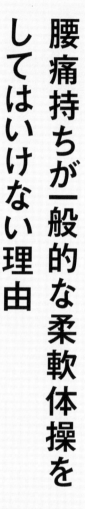

では、柔軟体操というと、どういう体操を思い浮かべますか？

一般的には、足と手を一直線に伸ばして、自分で、または他人に背中を押してもらって、足の指めがけて腰を曲げたり、足を広げて腰を曲げて上半身をできるだけ前に倒したりするものをよく見かけるのではないでしょうか。

確かにこれらは筋肉を伸ばす立派な柔軟体操ですが、**腰痛の経験者にとっては、これは好ましい柔軟体操とはいえません。**

前項の筋トレのところでも話しましたが、**頻繁に腰痛を繰り返す方は、筋肉が常日ごろから硬い状態である可能性が非常に高い**です。

そんな方たちが、この筋肉を伸ばす柔軟体操をすると、筋肉、特に「はじめに」でも紹介した**筋肉界最弱の部位「付着部筋」を痛めてしまう可能性がある**のです。

同じ理由で、腰の上に乗ってもらうなど、強くマッサージしてもらうことも避けたほうがいいでしょう。

では、「どれぐらいの柔軟やマッサージならいいの?」というと、それぞれに筋肉の硬さが異なりますし、言葉で説明するのが、非常に難しいです。

そこで、本書の第3章で紹介する「ほぐすトレッチ」です。

このストレッチは、腰痛を頻繁に繰り返す筋肉が硬い方でも安全にできるように、配慮したものなのです。

プロのマッサージを受けても一時的にしか腰痛が改善されないのはなぜ？

▼筋肉が硬くなる原因は？

腰が痛くなったら、マッサージに行って、痛みを改善させているという方の話もよく聞きます。

では、なぜマッサージをすると痛みが引くのでしょうか。

硬くなった筋肉がほぐれるからというのもあるでしょうが、**大きな要因は、血流がよくなったから**ではないかと考えます。

なぜなら、筋肉が硬くなる大きな要因の1つが血流の悪化によって引き起こされるからです。

人間は、血流に乗せて、全身にすべての細胞の活力となる酸素を送っています。

血流が滞《とどこお》るようになると、その場所に酸素が運ばれにくくなります。

また、血液は酸素を運ぶと同時に、疲労物質を回収するという役割を担っています。

筋肉に負担がかかると、疲労物質が筋肉にたまり、それが、血管を圧迫して、血流が悪くなります。

そして、**血流が悪くなり、元気の源である酸素が不足すると、筋肉は硬くなる性質があります。**

その相乗効果でどんどん筋肉が硬くなっていくのです。

マッサージでは、腰を揉むだけでなく、大抵、全身を揉みます。

それは、決してサービスというだけではありません。

血管というのは、つながっているので、腰以外をほぐし、全身の血流をよくすることで、腰の血流を上げ、腰の筋肉にじゅうぶんな酸素を届けるためだと考えられます。

血流が悪くなると筋肉が硬くなる仕組み

正常時は……

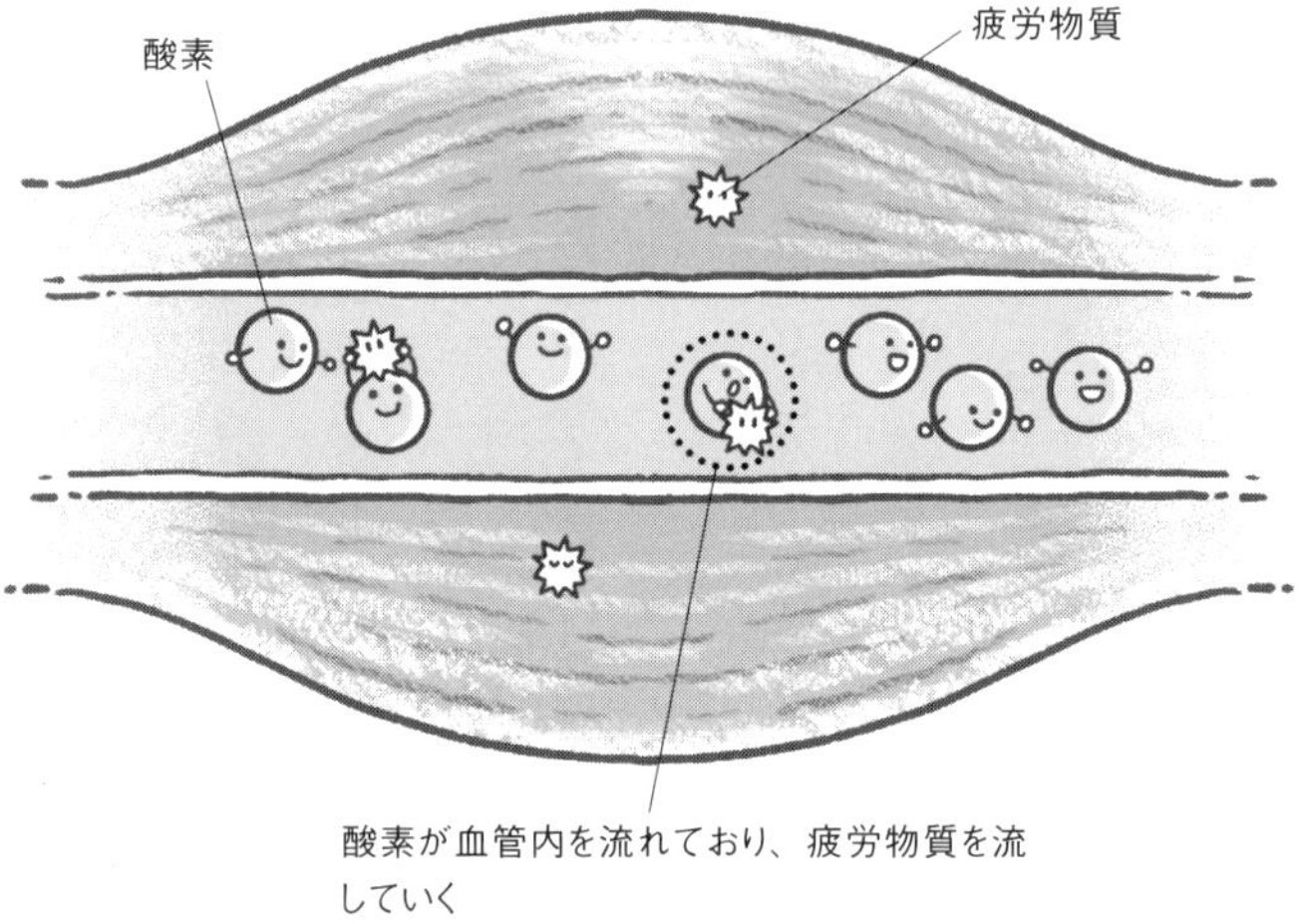
酸素
疲労物質
酸素が血管内を流れており、疲労物質を流していく

血流が滞るようになると……

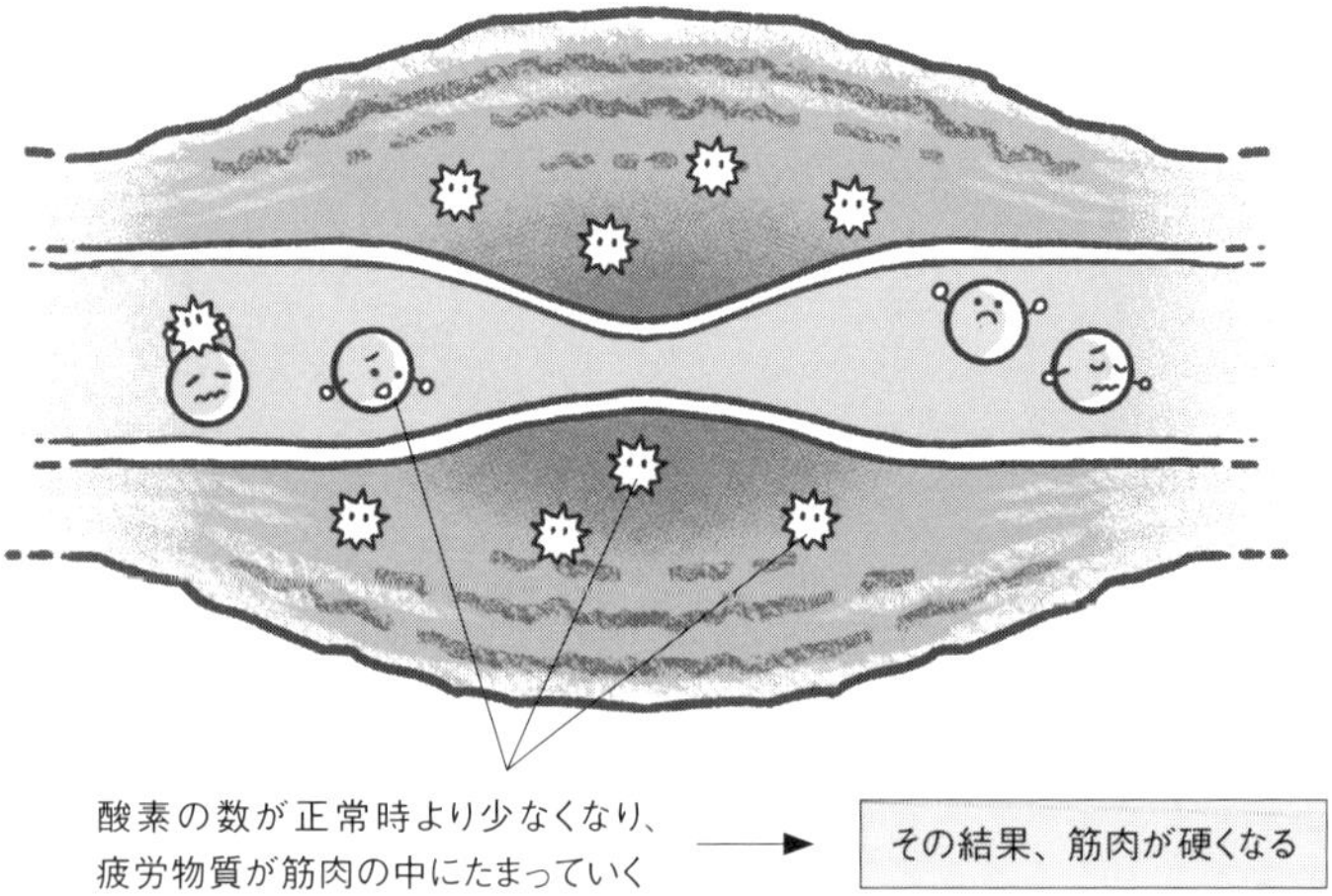
酸素の数が正常時より少なくなり、疲労物質が筋肉の中にたまっていく
その結果、筋肉が硬くなる

冬が腰痛のシーズンの理由

血流をよくすることのメリットはもう1つあります。

血流をよくすることで体が温まることです。

寒い冬でもお風呂に入ると体がぽかぽかと温かくなりますよね。

これはもちろんお湯そのもので体が温まったからというのも理由の1つですが、血管が広がって血流がよくなり、温まった血液が体の隅々まで行き届くようになったからでもあるのです。

そして、**この体を温めることがとても大切**です。

なぜなら、体が冷えているとそれだけ体が凝り固まってしまい、腰痛を招くリスクが上がってしまうからです。

柔軟性の低下が腰痛の要因の1つだということは前項でもお話ししましたが、**寒いときには体を動かすための筋肉や関節が硬直します。**

みなさんにも、冬の寒い日に外出したようなときには、気がついたら全身にぎゅっと力が入っていたという経験があるのではないでしょうか。

そういうときには、付着部筋を含む筋肉や関節の柔軟性が低下しています。温かいときには筋肉や関節が滑らかに動く方であっても、寒いときとなると話が違ってきます。

腰痛は、冬に起きやすいといわれるのはこのような理由からです。

進化の歴史からも腰は痛みやすい部位

どんなに一流のプロのマッサージを受けて、血流がよくなり、一時的に腰痛が改善しても、それでもう二度と腰が痛くなくなるということは、ほとんどないように思います。

しばらくしたら、腰痛が再発し、効果があまり続かないと悩んでいる方が少なくないように見受けられます。

それは、**腰が、日常生活で負担がかかりやすく、筋肉が硬くなりやすい場所**のため、一時的に血流がよくなったとしても、またすぐに悪くなってしまうからです。

動物のなかで、腰痛にここまで悩んでいるのは、おそらく人間だけです。

私たち人間は、進化の過程で二足歩行を行うようになりました。

腰が上半身と下半身をつなぎ、上半身を支えてくれているからこそ、私たちは両手を自由に使えています。

つまり、**人間らしい動作や活動を行えるのは、腰のおかげ**だということです。

ところが、だからこそ腰はダメージを負いやすい部分にもなってしまいました。

下半身は2つの脚でしっかりと支えることができます。

体のなかでももっとも太くてたくましい筋肉を持つ両脚に体重を分散できるために、それほど大きな負担にはなりません。

でも、腰の場合はそうではありません。

脊椎《せきつい》1本で上半身を支えています。

しかも、日常のなかで上半身を前屈させるケースは本当に多いものです。ものを拾う、洗濯機から洗濯物を取り出す、顔を洗うなど、枚挙《まいきょ》にいとまがありません。

すると、**脳が発達した人間の頭の重さはほかの動物と比べて全体重に占める割合がとても大きいですから、腰には大きな負担がかかる**ことになります。

前屈の度合にもよりますが、前屈した場合には腰1点に体重の数倍もの負担がかかってしまうのです。

たとえば、**人間に近い姿をしたゴリラの場合ならどうでしょうか。**ゴリラもたまに二足歩行をするときもありますが、基本的には四足歩行の動物です。

そのゴリラの腰の構造は、人間とはまったく異なるものです。

人間の腰椎《ようつい》は5つです。

骨盤の上に**5つの腰椎があるおかげで複雑な動作をすることができる**ようになって

います。

一方、**ゴリラの腰椎は4つ**。しかもそのうち2つは構造的に骨盤に埋まっているようなかたちになっていることもあって、人間のように複雑な腰の動かし方はできません。

具体的には、**ゴリラは左右に腰をひねるという動作がほとんどできません。**

ただ、逆にいうと、人間の腰は可動範囲が広く複雑な動かし方をできるがために、それだけ痛めやすい、負担がかかりやすい部分になってしまったのです。

腰痛は、進化と引き換えに受けた呪いといってもいい存在なのです。

そのため、特に激しい動きをしなくても、日常を過ごすだけで、腰の筋肉には、大きな負担がかかってしまいます。

特に、**腰痛になったことがある方は、普段から腰の筋肉に負担がかかりやすい生活や姿勢、動作を行っている可能性が非常に高い**です。

つまり、日常的に筋肉に負担がかかりにくい動作を心がけるか、毎日、硬くなりだした筋肉を柔らかくするようにケアをしない限りは、腰痛はぶり返してしまうのです。

「腰痛改善には姿勢が大事」の限界

▼正しい姿勢を常に維持できますか？

先ほど日常的に腰に負担がかかりにくい動作を心がけることが大切だといいました。これは、とても大切なことですし、「腰痛改善には、正しい姿勢が大事」という言葉を聞いたことがある方も少なくないのではないでしょうか？

本書でも第4章に、腰に負担のかかりにくい、日常的な正しい姿勢を紹介しています。では、みなさん、P149とP151で紹介している、正しい座り方を、まずは実践してみてください。

いかがでしょうか？　できる方は、ぜひ長く続けていただきたいのですが、この姿勢で一生維持できる自信はあるでしょうか？　もうすでに崩れかけている方もいらっしゃるのではないでしょうか。

慣れたクセというのはなかなか変えづらく、日常を過ごすなかで、正しい姿勢を維持する、腰に負担のかからない動きをし続けるというのは、難しいものです。

特に、やりはじめた最初のころは、忘れがちで、毎日負担がかかりにくい姿勢を維持するというのは、非常に難しいでしょう。

もちろん、正しい姿勢をできるだけ続ける、思い出して実行してみるというのは、一度でも、数分でもそれだけ腰に負担がかからないということなので、大切です。

筋肉をどんどん硬くして腰痛を引き起こす「腰負債」をできるだけためないようにするというイメージでしょうか。

第4章に書かれてあることは、ぜひ意識づけしてもらいたいです。

しかし、それだけでは、筋肉が硬くなるのを防ぐことはできません。

だからこそ、できるだけ負担を減らしながら、日々自分で、硬くなった筋肉を柔らかくほぐすことが大切です。

「過度の安静」が、腰痛再発のリスクを上げる

▼動いたほうがぎっくり腰が早く治る？

腰痛を何度か経験してしまうと、重い物を持つのを避けたり、運動をしなくなったりと自分の行動を制限しがちです。

もしここまで読んだ方のなかで、「腰は痛めやすいのなら、なるべく動かないようにしたほうがいいのでは」と感じた方がいたとしたら、その考えはすぐに捨てたほうがいいでしょう。

必要以上に安静にすると、より腰痛になりやすい体になってしまう可能性があるか

らです。

理由は2つあります。

理由の1つは、筋肉が衰えることです。

前述したように、筋肉が衰えることで、1つの動作に対する筋肉への負担が大きくなります。

筋肉は、**ちょっとした生活習慣の変化で衰えていくもの**です。

例えば、駅の階段を上っていて腰が痛くなったから、駅の階段を使わなくなったとします。

階段を上るときというのは、後ろの足は宙に浮き、足の筋肉で全身を支えながら、前に移動しています。

この状態はいわば片足のスクワット運動と同じです。

1日30段ぐらいあがっていたとしたら、階段を使わないことで、片足スクワット運動30回分がなくなるわけです。

それが毎日行われなくなると考えたら、1カ月で900回分、筋肉が鍛えられなくなります。

このようなことが、様々なところで起き、それが積み重なっていくと……。

そう考えると、安静にすることによる筋肉の衰えはバカにできないものがあります。

ちなみに、足の筋肉が衰えると、衰えた筋肉を補おうとして、それだけ腰の筋肉に負担がかかりやすくなります。

そして、動かさなくなることで、腰痛になりやすい体になる理由の2つめは血流が悪くなることです。

筋肉は、動かすことで、血管を押したり広げたりして血流をよくするポンプのような役割を担っています。

ですから、動かさないと血流はどんどん悪くなり筋肉が硬くなってしまうので過度な安静は、より腰痛のリスクを高めるといえるのです。

実際、フィンランド労働衛生研究所の研究によると、ぎっくり腰の治療中に通常の

生活を送った人は、安静にしていた人に比べて、約半分の日数で職場復帰を果たしています。

とはいえ無理に動きすぎたりすると余計に悪化してしまう危険性があるので、硬くなった筋肉をほぐしながら、徐々に体を慣らしながら動かすことが大切です。

本書でおすすめする「ほぐすトレッチ」は、痛みのある状態で、筋肉をほぐしながら徐々に体を慣らすのに最適な運動です。

これまで、**腰痛を抱えている方にも試してもらいましたが、「ほぐすトレッチ」を行うことで、多くの方の腰の痛みが改善**しています。

ただし、これまで述べてきたように、腰痛には、いろいろな原因があるので、逆効果であったり、痛みがとれなかったりという場合もあります。

例えば、ぎっくり腰などの急な痛みに関しては、２、３日間をおいて、痛みがある程度和らいだ状態で行うことが大切です。

また、痛みが悪化するようなら、すぐにやめましょう。
すでに強い腰の痛みがある場合は、医師に相談してから行ってください。

では、次章からさっそく「ほぐすトレッチ」を紹介……といきたいところですが、その前に、なぜ「ほぐすトレッチ」がいいのか、その理由を説明していきます。

すぐに試したいという人は第3章を見ていただいて構いませんが、理屈をしっかりと知ることで、正しく行えるようになりますし、効果も変わってきますので、ぜひ読んでみてください。

第2章

腰痛のカギを握る最重要で最弱の筋肉「付着部筋」とは？

あなたの腰痛は「付着部筋」から始まる

▼もしフルマラソンを革靴で走ったら

第1章で、腰痛の85％を占める「原因不明の腰痛」のなかの最も多くの原因が筋肉のトラブルだと説明しました。

筋肉と一言でいっても、様々な種類の筋肉があり、いろいろな役割を担っています。

そのなかでも、**ほかの筋肉の部位より、構造や役割的な理由から、いちばん痛みやすい部分**があります。

それが**付着部筋**です。

正式には、**筋肉の付着部、付着点**などといわれます。

筋肉の中心から端に向かうにつれて硬い腱になっていきます。その端の部分こそが付着部筋です。

付着部筋とはどういうものなのか、まずはイメージをつかんでいただくために、次のシーンを想像してみてください。

今からあなたは42・195㎞のフルマラソンを走ります。

ただし、**靴は、スニーカーではなく、革靴**です。

「**いやいやいや！　そんな硬い靴で走れるわけないよ！**」

思わずそう突っ込みたくなりませんか。

とてもじゃないですが、**革靴の硬い靴底で走れば、足も痛めてしまいます**よね。

では、もう1つ例を。今、あなたは、車を運転しています。

順調に目的地へ向かっていたところハンドル操作を誤り、壁にぶつかりそうに！

あなたは必死で軌道修正を図りますが、もう間に合いそうにありません。

車は危険を察知し、エアバッグが出てきます。


ところが、**出てきたエアバッグは、クッション素材ではありませんでした。なんと金属のように硬かったの**です。

……どうでしょうか？　**体を衝撃から守ってもらえるどころか、逆に顔から突っ込んで大事故**になりかねないですよね。


さて、なぜこのような例を出したかというと、あなたの「付着部筋」も、**この革靴や金属性のエアバッグのようになってしまっている**可能性があるのです。

弾力性のある靴底のランニングシューズや、クッション素材のエアバッグであれば、衝撃を吸収してくれますよね。

付着部筋はいわば「スマホの充電コード」

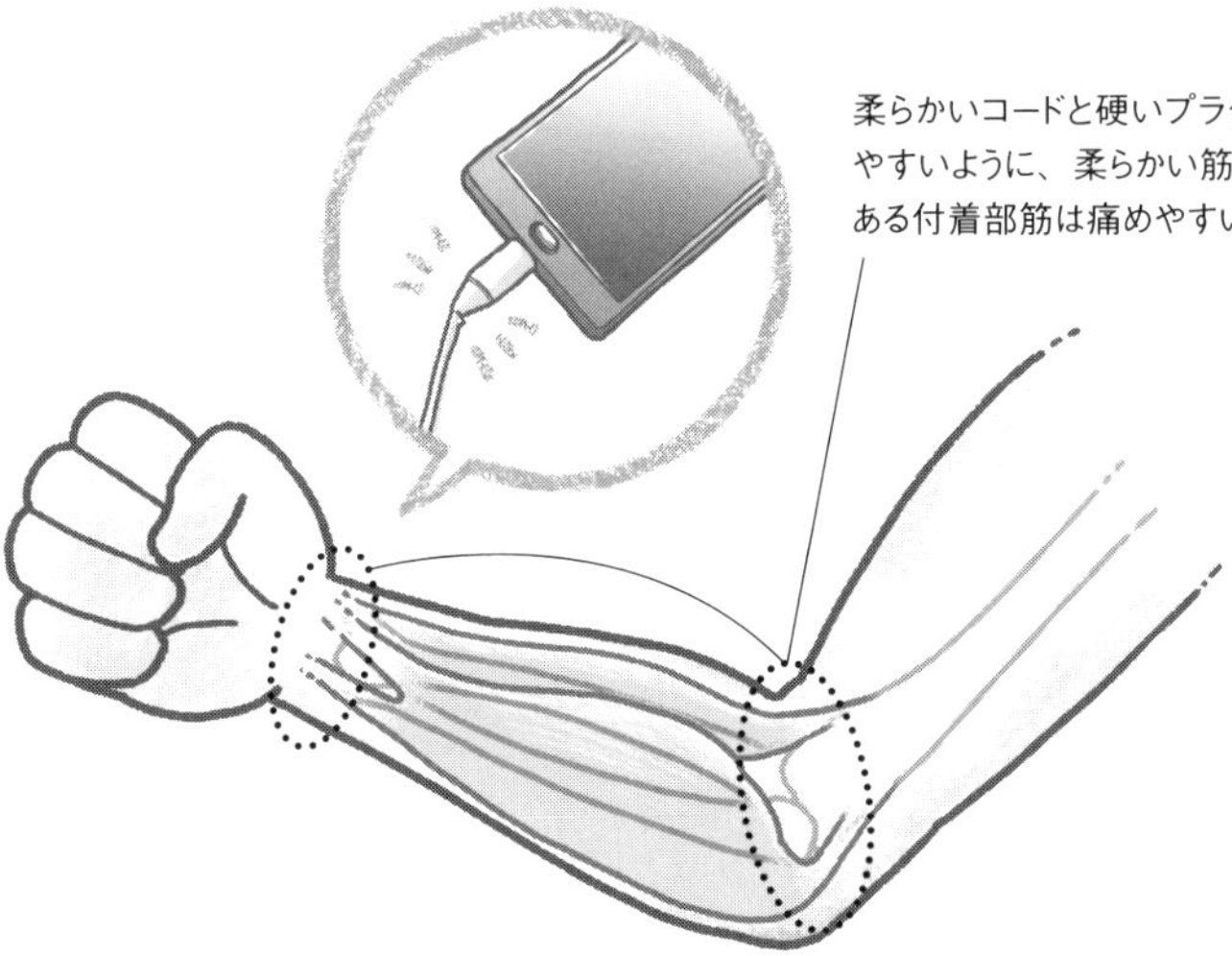
柔らかいコードと硬いプラグのつなぎ目が壊れやすいように、柔らかい筋肉と骨のつなぎ目である付着部筋は痛めやすい

そして**衝撃を吸収することが、付着部筋の役割の1つ**です。

筋肉は伸びたり縮んだりして関節を動かす役割があります。

伸び縮みが行われる際のストレスがもっともかかるのがこの付着部筋です。

携帯やスマートフォンを持っている人は、その充電コードを想像してみてください。

持っていない方は、掃除機など、コードの長いコンセントを思い浮かべてもいいです。

充電コードであれば、コードの部分と端のプラグの部分の境目が、コンセントなら、コードとコンセントの境目となる部分が傷んでしまった経験がある方も少なくないと思います。

まだイメージがわかないという方は、次のような実験をしてみてください。

紙を細く切り机の上に置きます。

左手の親指で紙の端を押さえつけ、右手でもう一方の端を持ち、前後左右に動かしてみてください。

当たり前かもしれませんが、切れるところは、紙の真ん中ではなく、左手の親指で押さえている紙の端です。

付着部筋にもこれとまったく同じことがいえます。

柔らかいコードと硬いプラグやコンセント部分の境目が傷みやすいように、**柔らかい筋肉と硬い骨をつないでいる付着部筋はとても痛めやすい箇所**なのです。

細切りにした紙が破れる場所は……

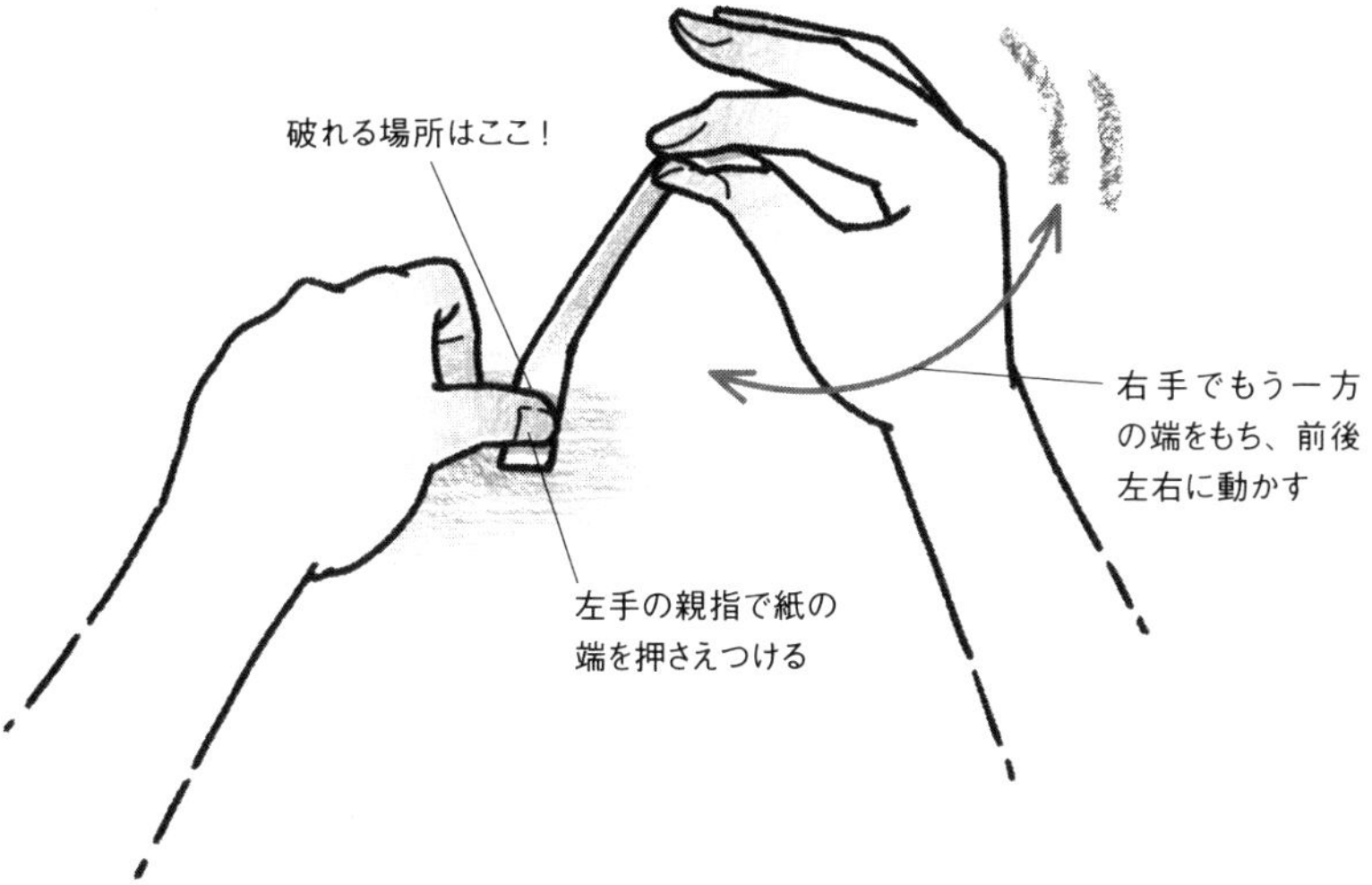
破れる場所はここ！
右手でもう一方の端をもち、前後左右に動かす
左手の親指で紙の端を押さえつける

ちなみに付着部筋を痛めることで発症するのは、腰痛ばかりではありません。たとえば、テニス肘やゴルフ肘も、付着部筋にストレスがかかることで痛みが出る症状です。

衝撃を吸収する大切な役割を担っているのに、負担がかかりやすい付着部筋は、意識しないとどんどん固まっていってしまい、気がつくと**革靴や硬いエアバッグのようになってしまっている**かもしれません。

付着部筋は繊細で壊れやすい

▼実際に触ると分かる付着部筋の弱さ

さて、これまで触れてきた付着部筋。より身近に感じていただくために、**実際に触れられる付着部筋もあります**ので、ここで少しご自身で触っていただきましょう。

手のひらを上にして、グーに握り、そのまま手首をゆっくり上に曲げてみてください。するとと、手首にポコッと筋《すじ》のようなものが浮かんできませんか?

これが付着部筋です。

実際にそっと触ってみてください(痛めやすいので、慎重に!)。

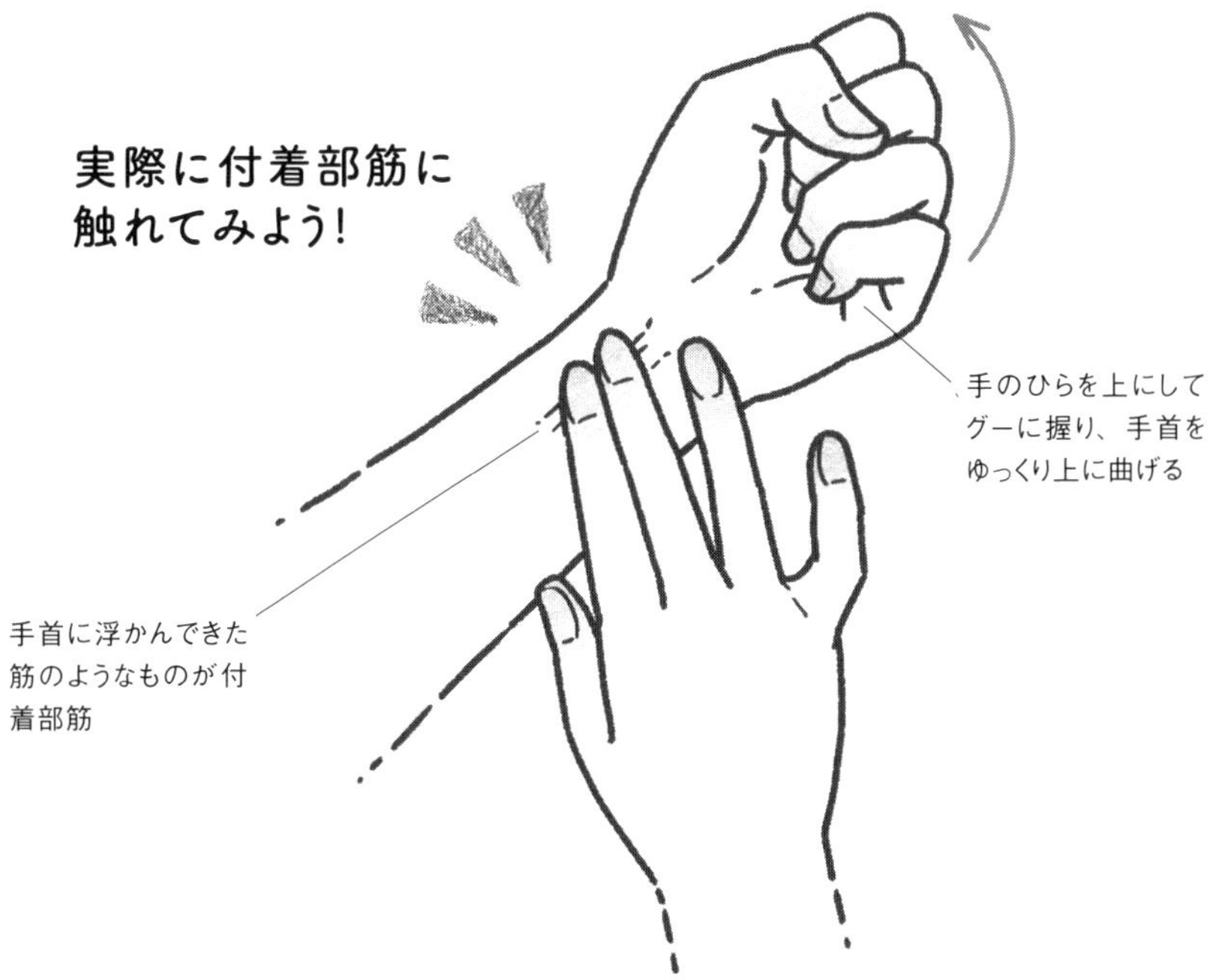
実際に付着部筋に
触れてみよう!
手のひらを上にして
グーに握り、手首を
ゆっくり上に曲げる
手首に浮かんできた
筋のようなものが付
着部筋

すると、骨ほど硬くはないですが、コリコリした感触になっているのがお分かりになると思います。

触っていただいて分かるとおり、この**付着部筋は二の腕などのほかの筋肉の部分よりも硬い筋肉**です。

硬いということは、それだけ傷つきやすいということです。

負担がもっともかかる場所であり、硬くなりやすい場所である付着部筋は、とても傷つきやすく、まさに筋肉の最弱部といっていい存在なのです。

あなたの付着部筋の状態は大丈夫？

▼あの痛みが襲ってくる前に自分の状態をチェック

多くの腰痛の原因となる付着部筋ですが、体のなかでもそこまで大きくない部分です。

痛かったり、重かったりなにかしら腰に症状が出ていたら、「あ、悪いんだろうな」と感じてもらえるかもしれませんが、**そこまで大きくない部分だからこそ、症状は感じとりにくく、硬くなっている状態ぐらいだと、気づくことは難しい**です。

今、自分の付着部筋の状態がどうかなんて、お分かりの方はほぼ0《ゼロ》に近いのではないでしょうか。

この感じにくさも、付着部筋を痛めやすい原因になります。

状態が悪いことが察知できていれば、ケアしたり、付着部筋に負担がかかりにくい習慣を実行してみたりできるのですが、気がついたときには、もう痛めているということがほとんどです。

そこで、**あなたの今の付着部筋の状態が分かるチェックリスト**をつくってみました。

ぜひ、次ページからのチェックを行ってみてください。

ここで、問題がある方は、たとえ今、腰になにらかしらの不調を抱えていないとしても、あのいやな痛みがまた襲《おそ》い掛かってくる前に、付着部筋をほぐす本書のメソッド「ほぐすトレッチ」をすぐに行うことをおすすめします。

▼腰の状態を確かめるチェック

次の①〜⑥で当てはまるものにチェックをつけ、いくつ当てはまったか確認してください。

①力を抜いて壁を背にして立ったとき、後頭部、肩甲骨、お尻、かかとのどこかがつかない。
②靴底が片方だけすり減っている。
③日常生活であまり動くことがない。
④1日の歩数が3000歩未満。
⑤うつぶせになった状態で、腰椎あたり（背中側のお尻の上あたり）を軽く押すと、弾力を感じられなかったり、硬かったりやせ細ったりしているような感触がある。
⑥腰椎あたりを触ってみると、冷たさを感じる。

結果……

0個：おめでとうございます！腰や付着部の状態は問題なさそうです。

2個以上：付着部筋が固まっている可能性アリです。

4つ以上：付着部筋がガチガチに固まっている可能性大！

※ただし、⑤〜⑥に1つでも当てはまる項目があれば、付着部筋が固まっている可能性が高いです！

立っていても座っていても、耳と肩と股関節《こかんせつ》が垂直の一直線上にあるのが、腰がいい状態にあるときの姿勢、あるいはもっとも腰への負担が小さい姿勢です。

チェック①は、その姿勢になっているかどうかを確かめる方法です。

後頭部、肩甲骨、お尻、かかとのうちいずれかが壁につかないという方は、残念ながら腰の状態はよくないといえます。

たとえば、お尻とかかとは壁についているのに、後頭部や肩甲骨がつかないという方は、姿勢が前かがみになっています。

それから、普段はいている靴底のすり減り方をチェックするのも、腰の状態を知る1つの方法となります。

みなさんの靴の底は、左右同じようにすり減っていますか？

もし**左右に大きな違いがあるようなら要注意。**

腰が左右どちらかに傾いているというふうに、体の左右のバランスが崩れていることの証拠だからです。

チェック項目①〜②でチェックがついてしまったということは、体のバランスが崩れている状態です。**付着部筋が固まっていることによって、最終的に体のバランスの悪さにつながっている可能性が高い**です。

また、筋肉の質と筋肉の量、そして歩行に関する機能は相関関係があることが近年の研究で明らかになっています。

つまり、**筋肉が少なかったり、歩数が少ない方は、付着部筋の質も低くなっている可能性が高い**のです。

チェック項目③～④は、それに関連して、1日に歩く歩数、日常の運動量を見ていくために設けました。

1日の歩数が3000歩以下だったり、そもそも日常であまり動かなかったりという方は、筋肉の血流のポンプ機能がいかされていないということになるので、血流が悪くて付着部筋が硬くなっている可能性があるので注意したほうがよいかもしれません。

また、⑤～⑥は、実際に付着部筋の状態を見るチェック項目です。

腰椎あたりを軽く触って、肌の弾力が感じられなかったり、硬くなっていたりするということは、付着部筋まわりが固まっているということです。

さらに状態が悪化すると、冷たく硬い感触になってきます。

冷たくなっている方は特に注意したほうが良いでしょう。

付着部筋を守るほぐすトレッチという提案

▼付着部筋のためのストレッチ

さて、みなさん、ご自身の今の付着部筋の状態は、いかがだったでしょうか？

本書のタイトルにひかれて読んでいるということは、それなりに腰に不安を抱えている方だと思うので、なにかしらチェックがついた方が多いのではないでしょうか。

痛みがまた出てくる前に、また、すでに痛みがある方は、痛みが治まった後に、再発しないように、付着部筋を柔らかい状態に戻し、予防する必要があります。

では柔らかくするためになにをすればいいのでしょう。

第1章でも説明したように、腰痛の人は筋肉が硬くなっているので、一般的な柔軟体操は向きません。

その理由は、筋肉のなかでも最弱に位置する付着部筋が痛んでしまうからです。

そこで今回、**これまで10万人の体をほぐしてきた「楽家」の浦場亜希先生の協力を得て、硬くなった付着部筋を痛めずにほぐすストレッチを開発**しました。

それが「ほぐすトレッチ」です。

▼1日のなかで、腰痛注意報が鳴り響いているのはいつ？

どういうストレッチなのか、次の章で紹介する前に、1つ問題です。

1日のなかで、付着部筋の状態がいちばん悪いのは、次の3つのうちどれでしょう。

1. 1日の始まりである朝

2. 活発に動いている昼
3. 1日の疲れがたまる夜

いかがでしょう。

正解は1の朝です。

もちろん、昼に何時間も立ちっぱなし、座りっぱなしであったり、明らかに付着部筋に悪いような運動をしたりすれば話は変わってくるとは思いますが、通常の状態であれば朝がもっとも危険な状態だといえます。


ここで復習です。

筋肉は、〇〇が悪くなると、硬くなる。〇〇に入る言葉はなんでしょう。


第1章で説明しましたね。

正解は血流です。

夜の間というのは、寝返りを打つぐらいで、ほとんど筋肉を動かしません。

そのため、血流を上げる筋肉のポンプ効果が、ほとんど発揮されない状態です。

また、寝ているときは、夜も活動をしている脳や内臓に血が優先的にまわされて、筋肉の血流は落ちているといわれています。

前述したように、血流は酸素という筋肉を硬くしないための重要な栄養を運んでいるので、血流が低下すると、筋肉は硬くなってしまう。

凝りやすい付着部筋は、油切れした機械のような感じなのです。


次に状態が悪いのが夜。

朝がいちばん付着部筋が凝り固まっていて、日中は歩いたり、動くことによって少しずつ筋肉の硬さはほぐれていきます。

そのため、普通に考えれば夕方や夜には痛みが少なくなっていっているはずですが、なぜ逆に痛みが増していくのでしょうか。

それは、**日中の生活習慣に問題がある可能性があります。**

また、仕事で腰にとってつらい姿勢を続けざるを得ない方も、夕方から夜にかけて痛みが増していく傾向にあると思います。

というのは、歩き方や座り方、掃除や洗濯など家事をするときの姿勢、荷物の持ち方などといった間違った姿勢で、どんどん筋肉に負担がかかっている状態です。

特に、**腰痛に悩まされている方は、日常的に腰に負担がかかりやすい動作をしている可能性が高い**ので、夜には付着部筋が硬くなっている可能性があります。

「ほぐすトレッチ」は、いつでもどこでも行ってくださいというものではありません。付着部筋が悲鳴を上げている朝に2種類、1日の負担を解消して危険な朝に備えるために夜1種類行い、腰痛を引き起こしたり悪化させたりする危険性のある時間（デンジャラスタイム）を避けるストレッチです。

目が覚めて起き上がる前にベッドの上で、寝る前にベッドの上で、できるだけ楽にそして忘れないように、考えてつくりました。

ぜひ、弱った付着部筋をほぐすトレッチでリセットしてください。

第3章

1日90秒！付着部筋をほぐす「ほぐすトレッチ」

1日合計 90 秒

たった3つのストレッチをするだけ！

付着部筋の
ほぐすトレッチはこちら

ここで示している時間は目安です。気持ちよければもっとやってもいいですし、痛ければ無理は禁物。自分の体としっかり相談しながら実践してください。

寝ていたときに
固まった筋肉がほぐれる！

朝の 20秒

朝イチに寝ながらまずやる

1 骨盤筋ほぐし

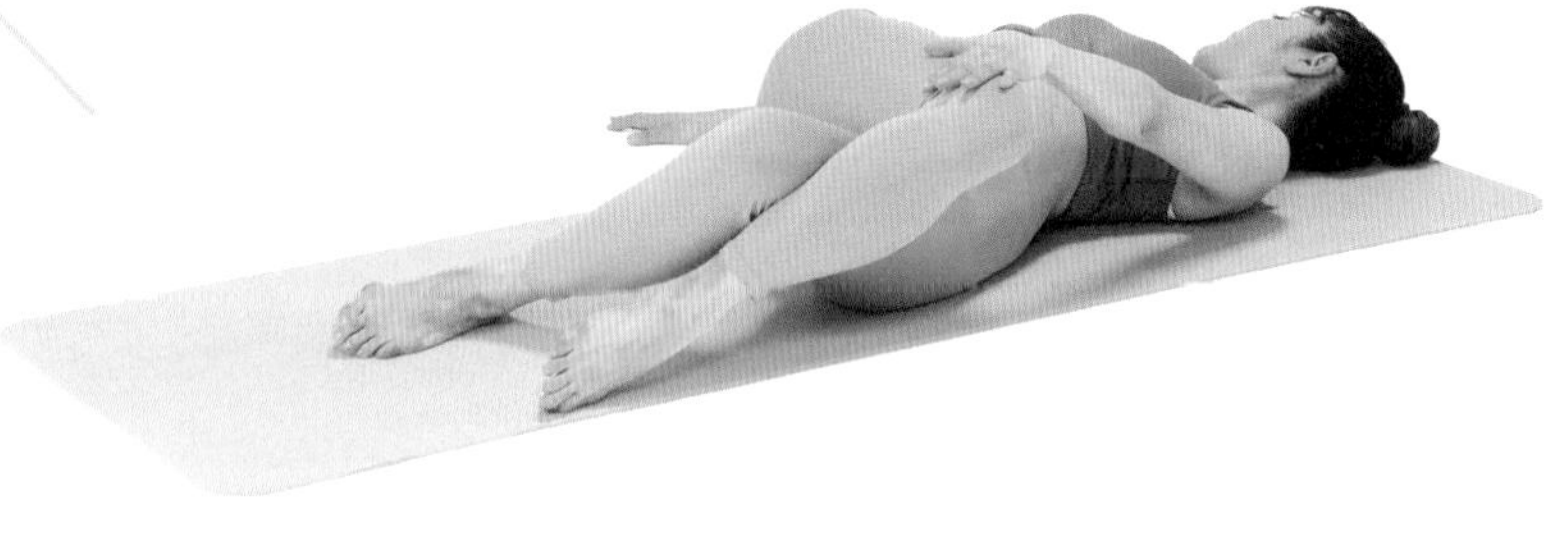

緩んで、腰痛改善！

2

ゆっくりじんわり
腰まわりの筋肉を温める!

朝の
10秒

布団から立ち上がる前の

お尻ふりふりほぐし

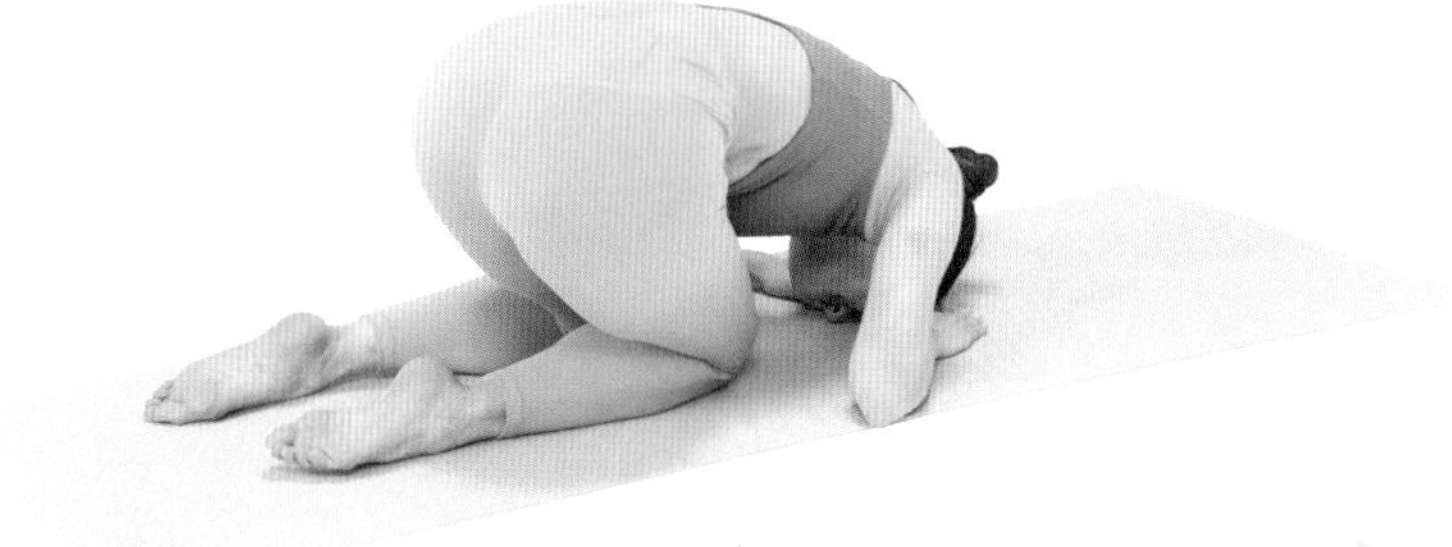

3

1日の生活で凝った筋肉を
寝る前にほぐして緩める!

夜の
60秒

寝る直前にやる

背骨筋ほぐし

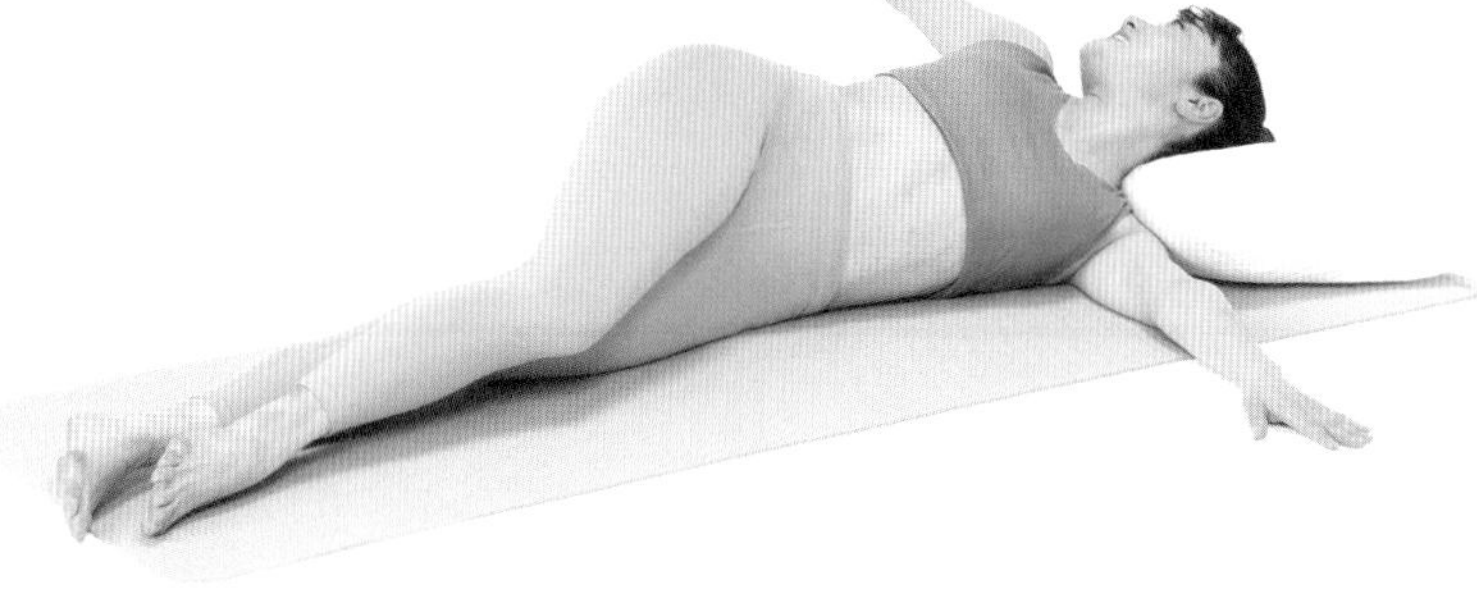

付着部筋がほぐれて

1

骨盤筋ほぐし

①朝イチに寝ながらまずやる

腰まわりの付着部筋を含む筋肉は、寝ている間に凝り固まっています。目が覚めてすぐに起き上がるのは、腰にとってとても危険な行為。起き上がる前に筋肉をほぐしましょう。

1 仰向けに寝転び、肩を揺らす

まずはストレッチのための準備運動のような位置づけとして、ゆっくり肩を2秒揺らしましょう。そうして徐々に体を目覚めさせます

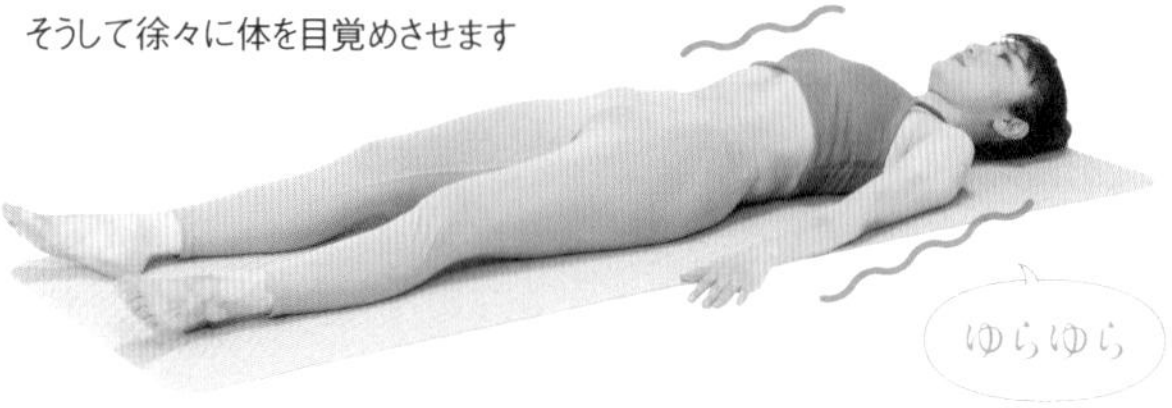

2 両膝を90度に曲げて立てる

続いて、膝を90度に曲げて立てます。なおこの姿勢は、仰向けで寝ているときに腰が痛い場合にも有効です

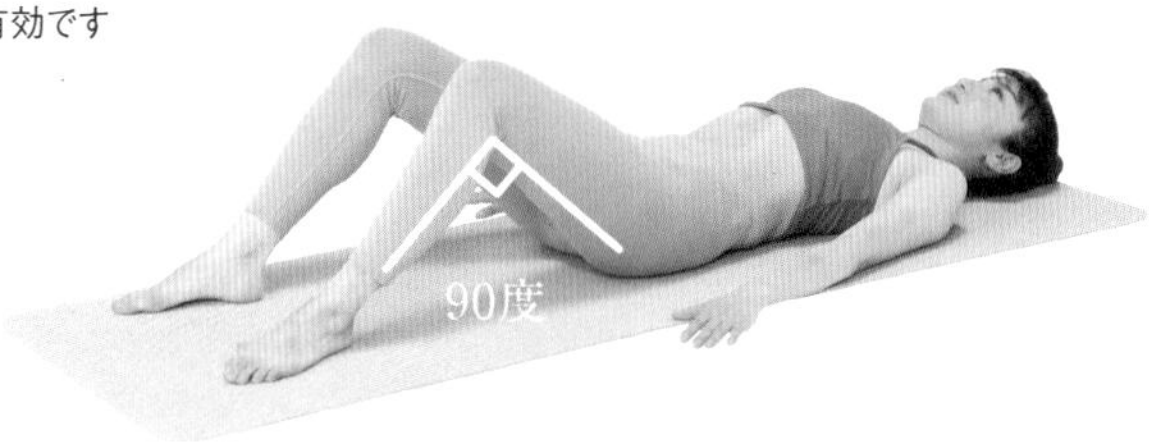

3 左足に右足を乗せる

左足に右足をクロスさせて乗せましょう

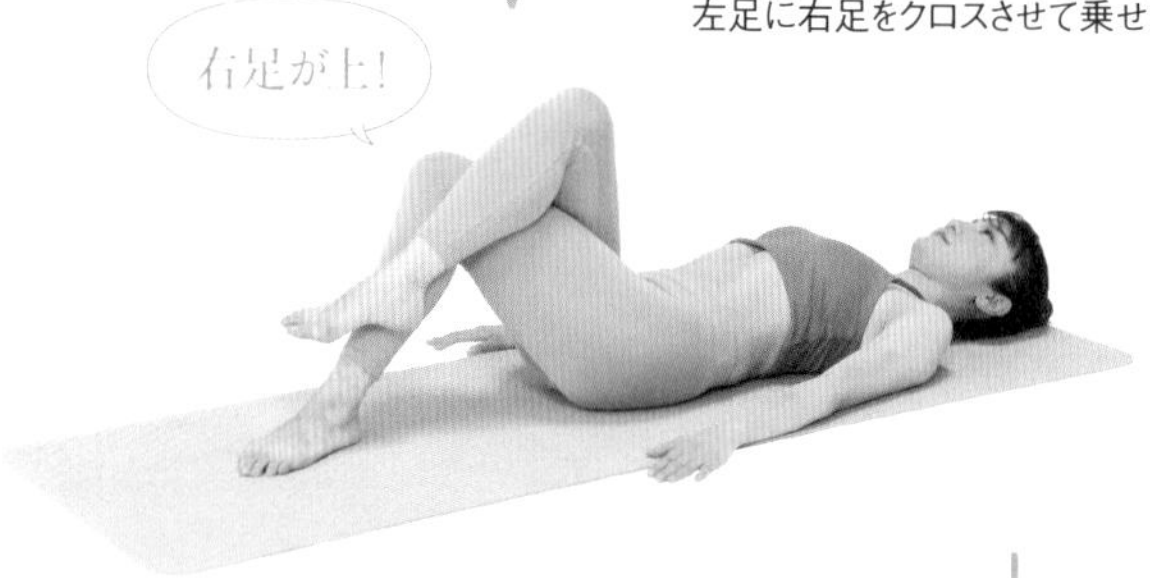

4 右膝に左手を乗せる

左足の上に乗せた右膝に左手を乗せます

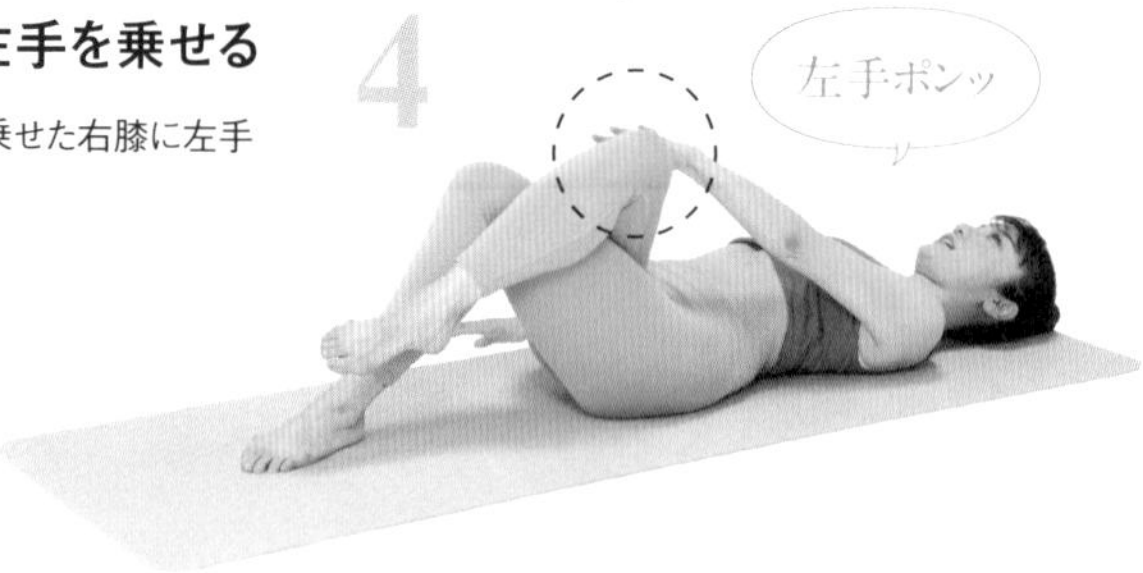

左手で右膝を押さえて左側に倒し、顔を右側に向ける 5

無理に手で膝を引っ張ると、筋肉が逆にこわばってしまうので注意。自分の足の重みで腰をひねる意識を持ちましょう

逆側も2から同様に

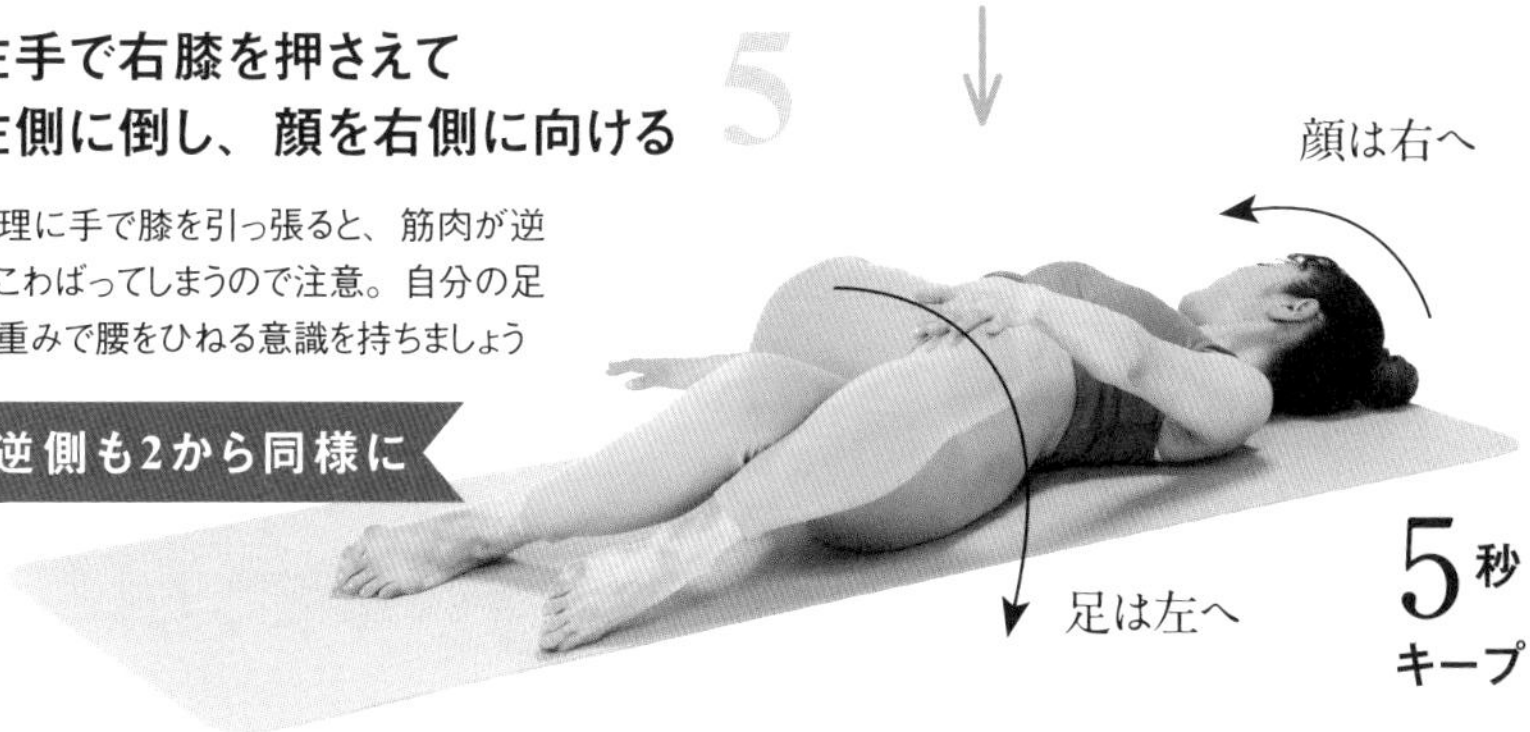

顔が倒した足と同じほうに向いている NG!

本来伸ばしたいお尻と肋骨をつなぐ筋肉をしっかり伸ばしてほぐすことができません

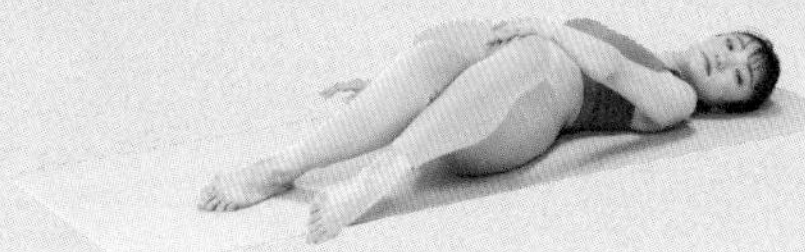

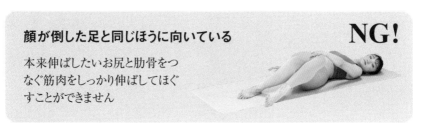

NG! **膝が90度以下になっている**

これも同じく、お尻と肋骨をつなぐ筋肉を伸ばすことができません

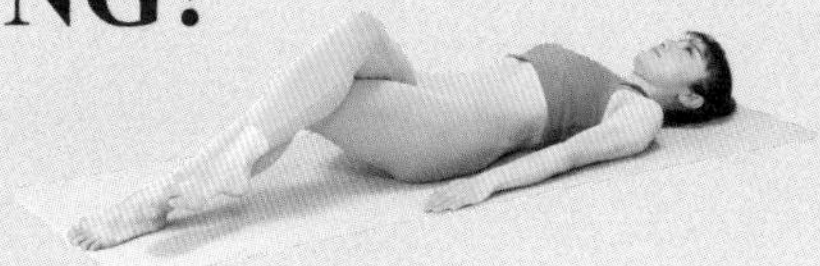

ココがほぐれたら OK!

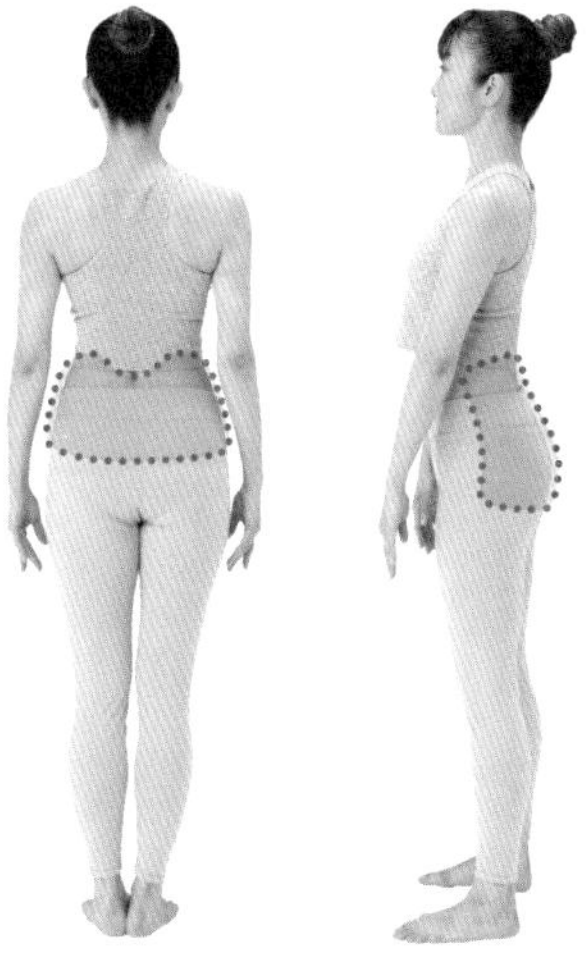

骨盤の腸骨稜《ちょうこつりょう》という部分に付着する筋肉がほぐれることで、急な筋肉の収縮で腰を痛めることを予防できます

2

布団から立ち上がる前の お尻ふりふりほぐし

「骨盤筋ほぐし」を終えたら、四つんばいになって「お尻ふりふりほぐし」をしましょう。腰まわりの筋肉をゆっくり動かして、徐々に体を温めていきます。

1

四つんばいになる

布団に両手と両膝をついて四つんばいになります

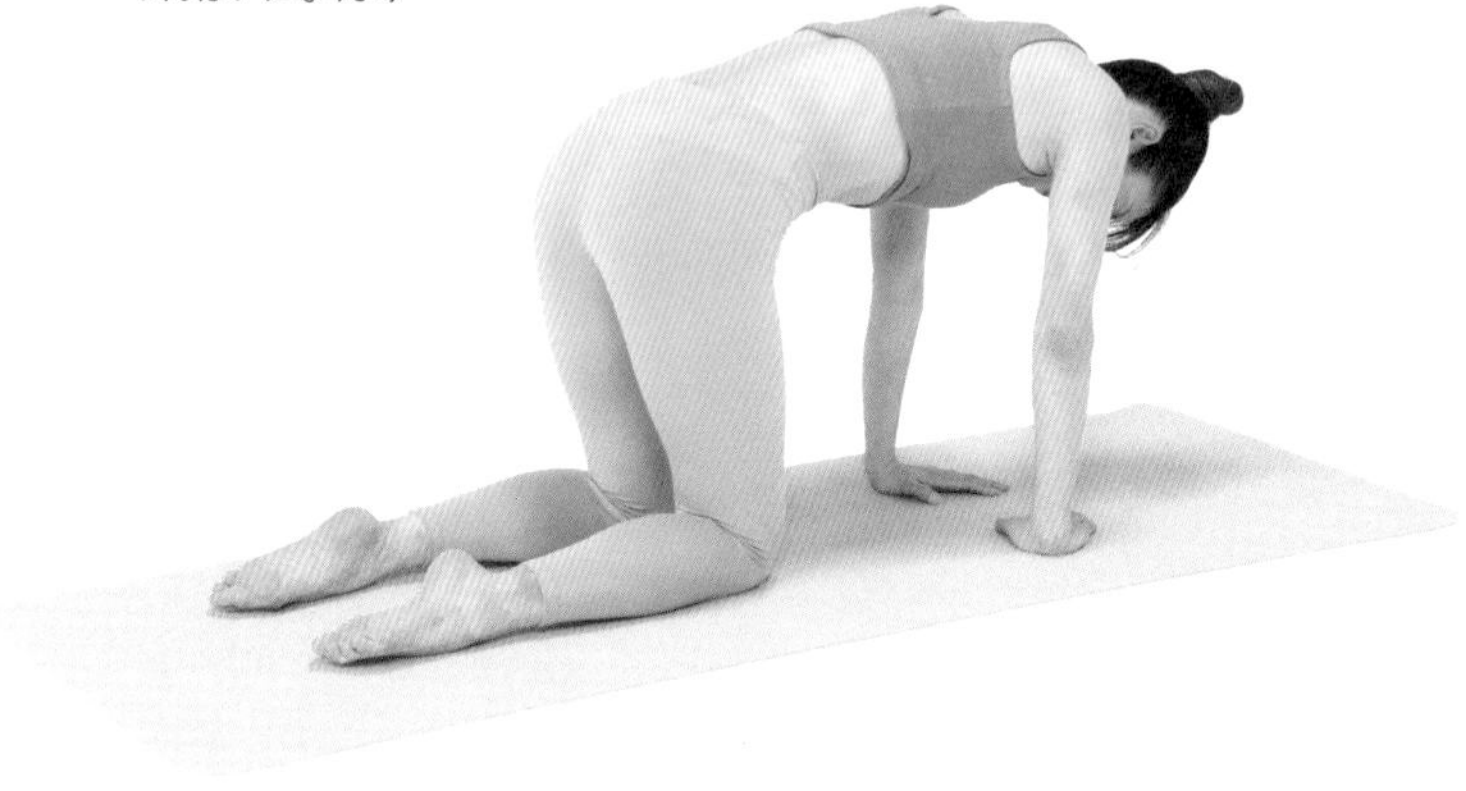

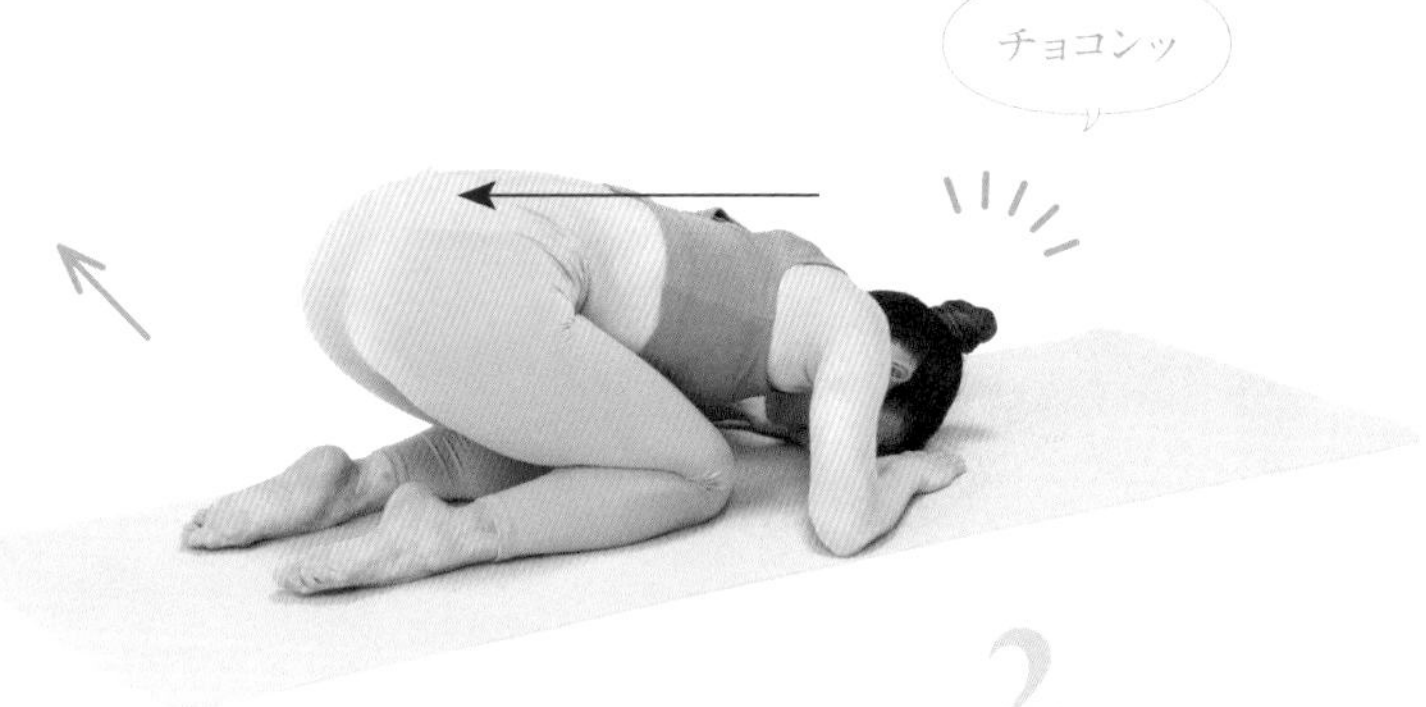

2

膝を折り、うずくまるような形をとる

続いて、膝を折ってうずくまりましょう

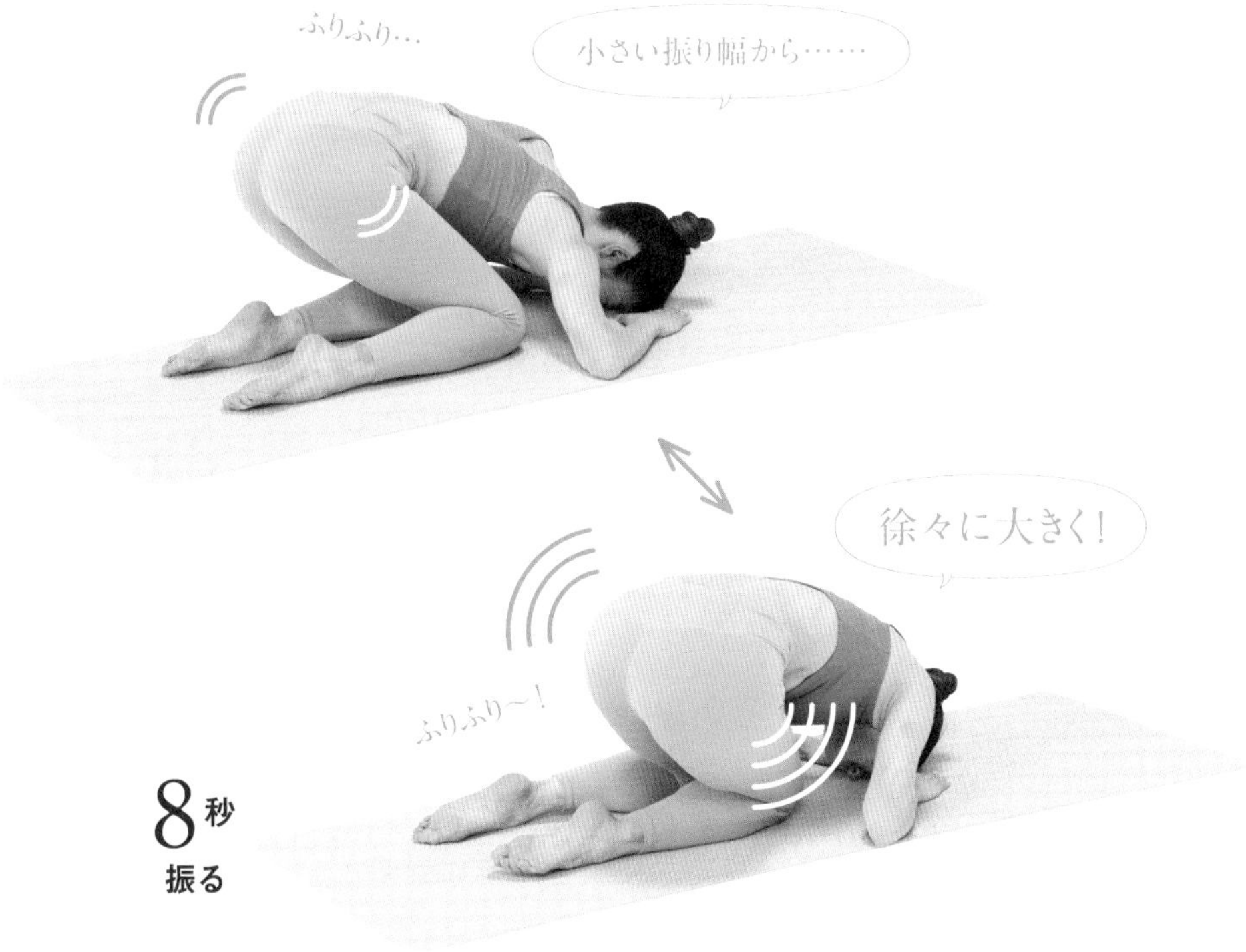
ふりふり…
小さい振り幅から……
徐々に大きく！
ふりふり〜！

8秒
振る

3 左右にお尻をずらすように振る

膝が布団から浮かないように意識しながら、左右にお尻をずらすようにゆっくりと振ります。これは「動的ストレッチ」と呼ばれるもので、固まっている筋肉をゆっくり動かして体温を上げ、体を活動的にしていきます

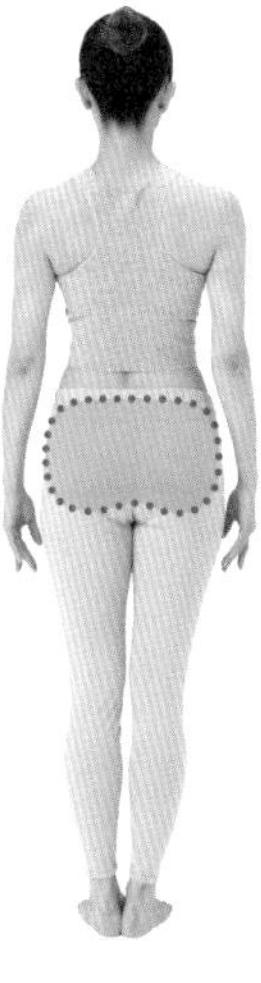

ココがほぐれたら OK！

臀部の筋肉がほぐれると、座ったときに固まる筋肉の無駄な力や立つ力が抜け、体を支える力を回復できます

3

寝る直前にやる

背骨筋ほぐし

1日の生活の間に筋肉は疲労してこわばっています。そのまま寝ると腰痛悪化を招きますから、寝る直前には必ずこの「背骨筋ほぐし」で付着部筋を緩ませましょう。

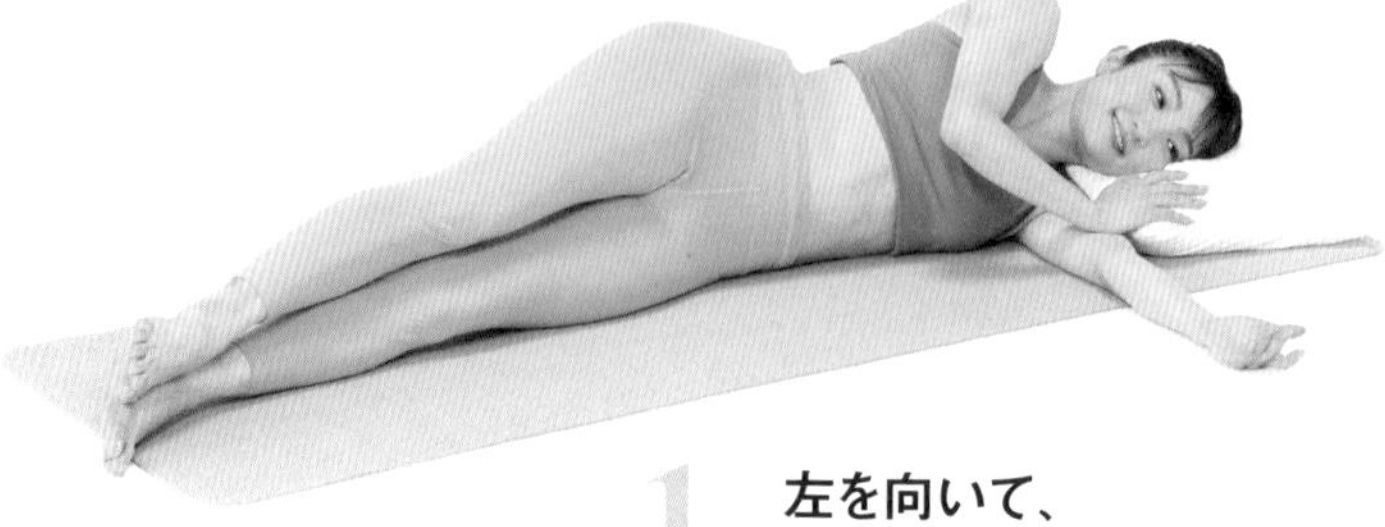

1 **左を向いて、横向きに寝転ぶ**

まずは、左を向いて横向きに寝転びます

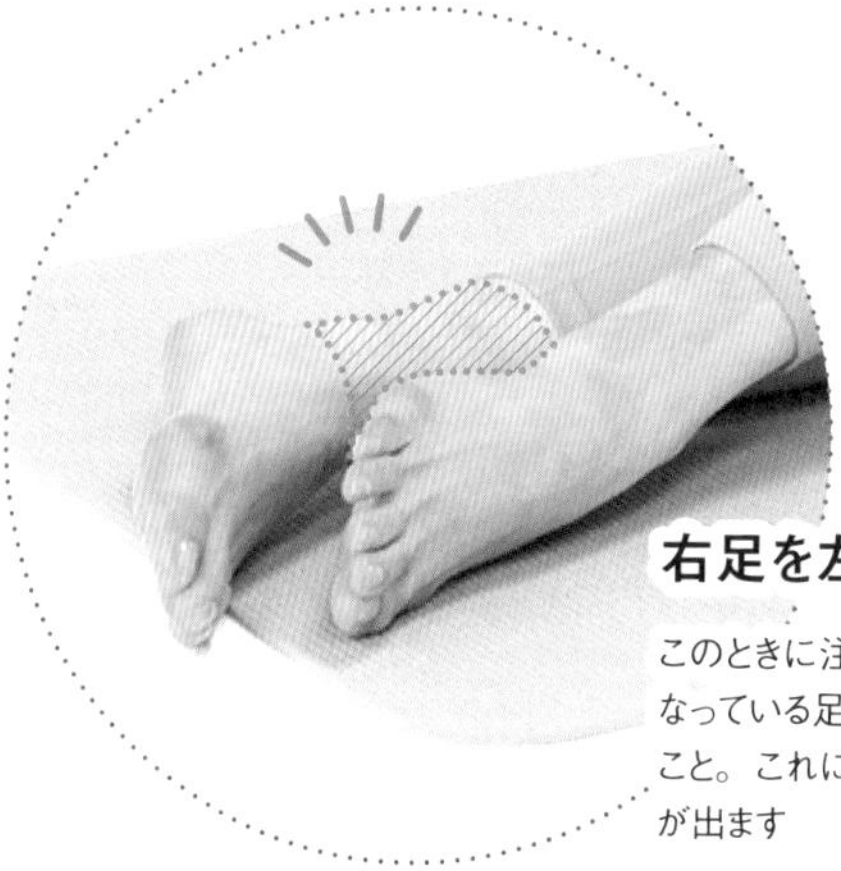

2 **右足を左足首の前に置く**

このときに注意してほしいのが、上になっている足を下の足の前に置くということ。これにより、腰のひねりの効果が出ます

3 **右手を上に上げる**

続いて、上になっている右手を上に真っすぐ上げます

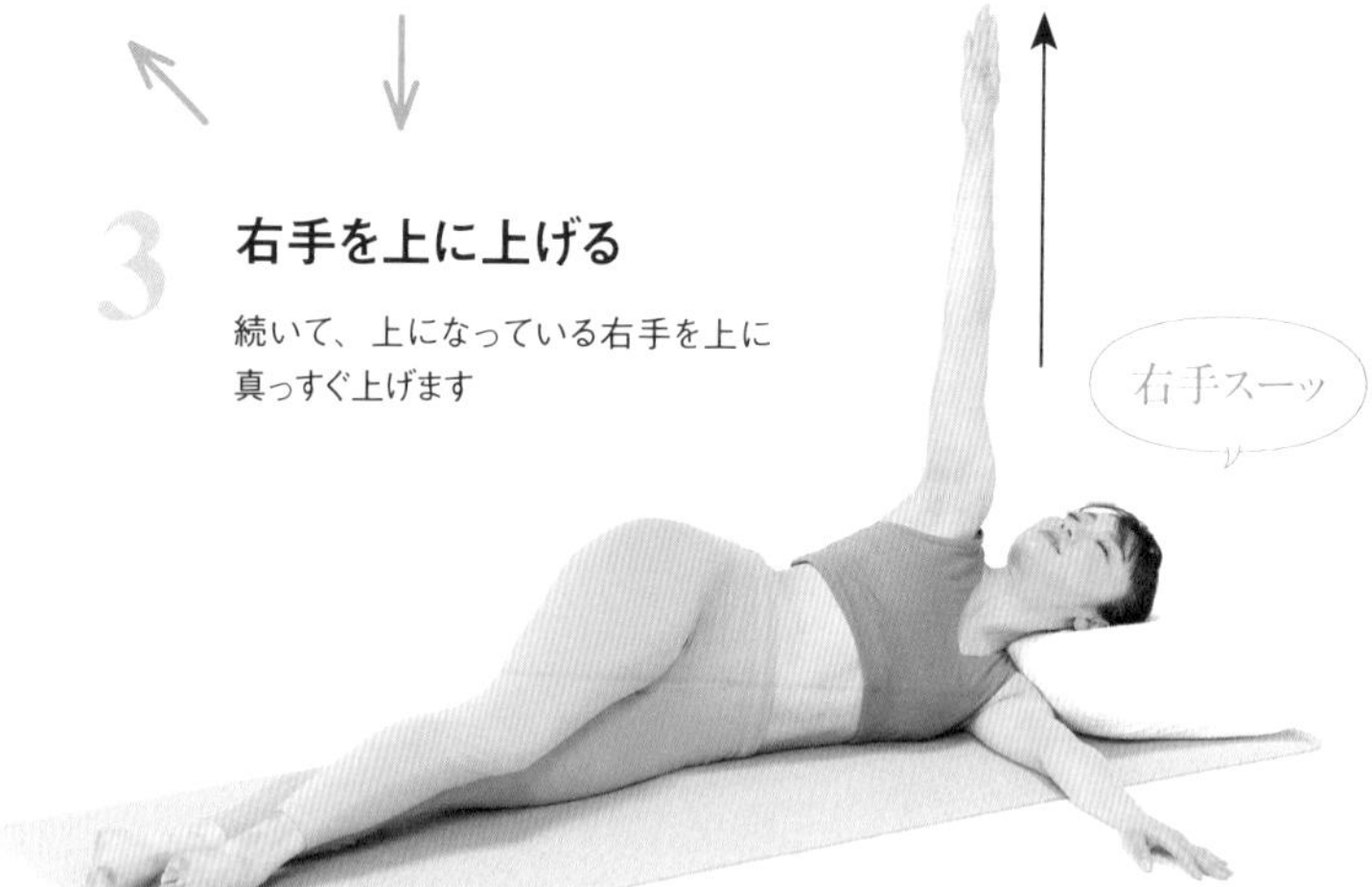

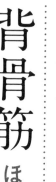

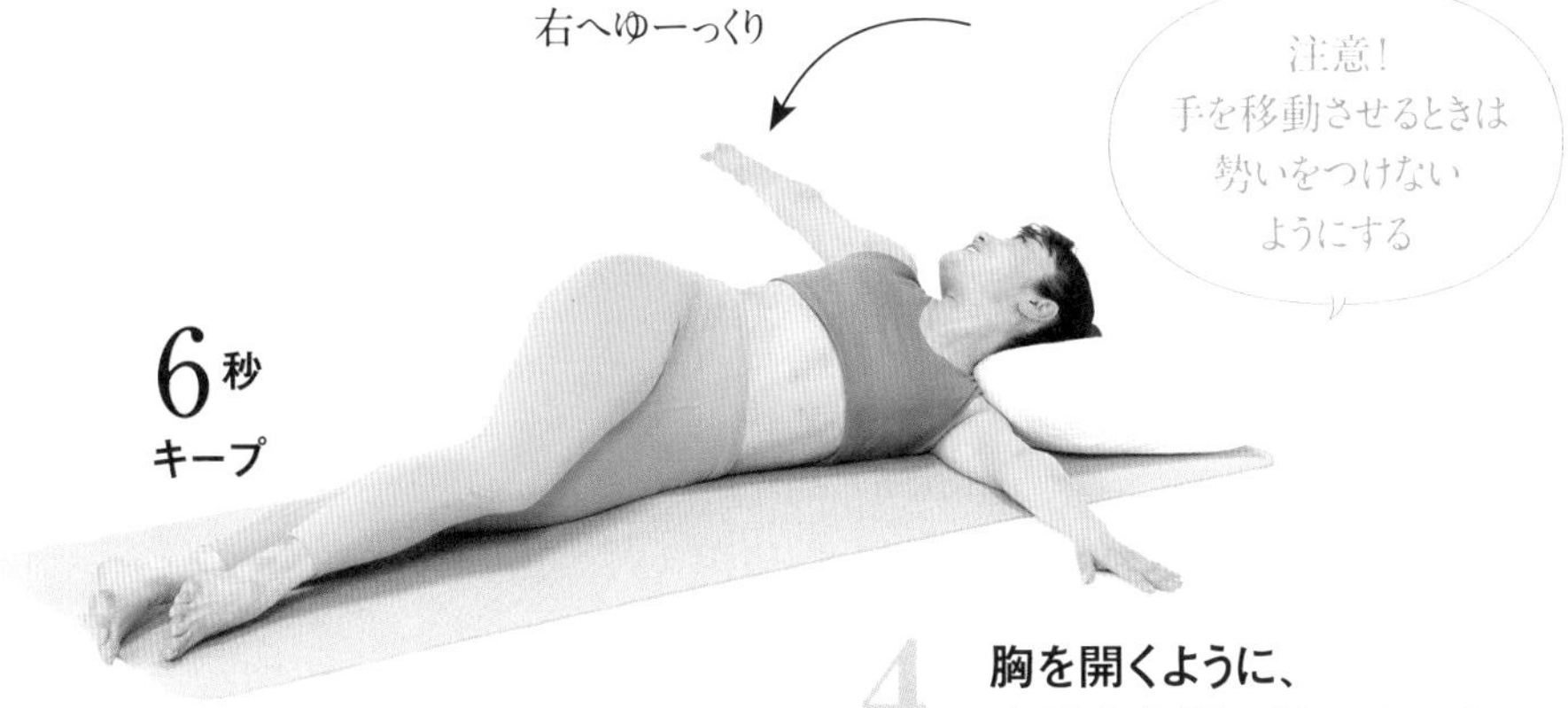
右へゆーっくり
注意！
手を移動させるときは
勢いをつけない
ようにする
6秒
キープ

4 **胸を開くように、**
右手を右側へ持っていく

最後に、胸を大きく開くようにして、
右手を背中側に倒して腰をひねります

逆側も同様に

NG!

骨盤が後ろ側に
倒れている

骨盤が後ろ側に倒れてしまうと、腰のひねりの効果がなくなります。骨盤をしっかりと横向きにしましょう

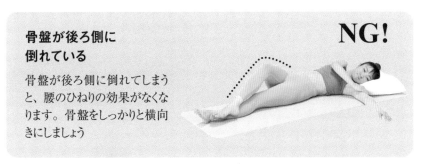

ココがほぐれたら OK!

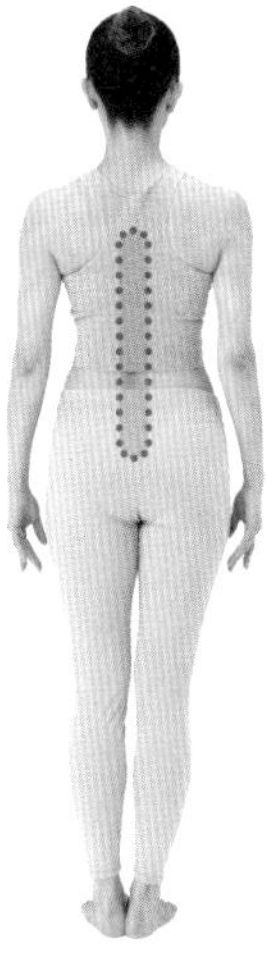

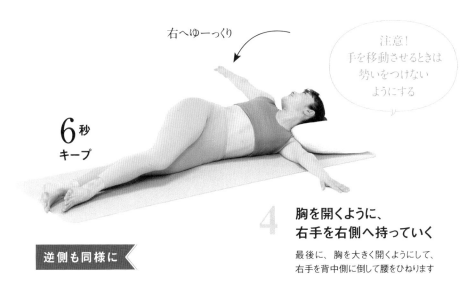

腰の深部にある腰椎まわりの筋肉がほぐれると、姿勢がよくなって腰椎への負担が減り、椎間板の摩耗も軽減できます

POINT

このストレッチは、腰椎を伸ばすストレッチです。腰椎は５つありますが、このストレッチでは、上の足の位置を変えることで伸ばせる腰椎も変えられるのです。時間がある方は、**1** の状態に戻り、**2** のときの足の位置を変えて行うことで、すべての腰椎を伸ばすことができます

5 上の足を下の足先と膝の中間くらいの位置に置く

3、**4** の動作を行う。５つの腰椎のうち、中心にある腰椎を伸ばせます

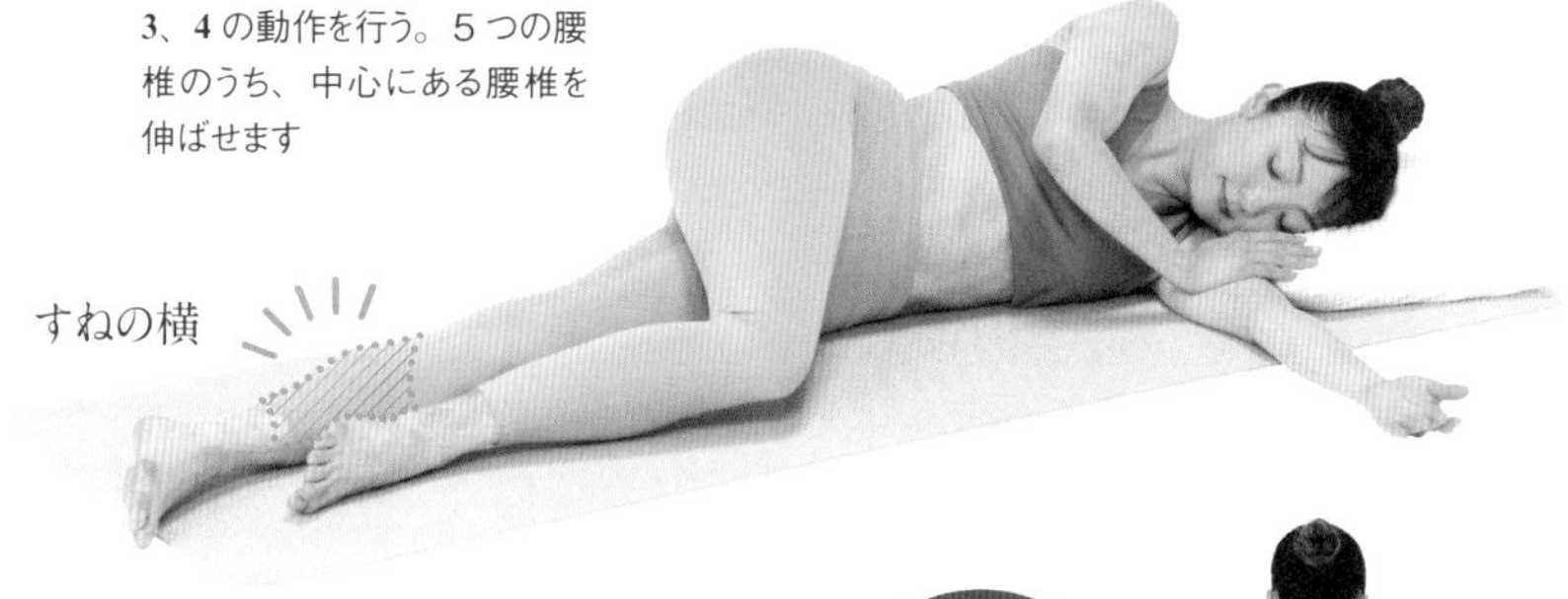
すねの横

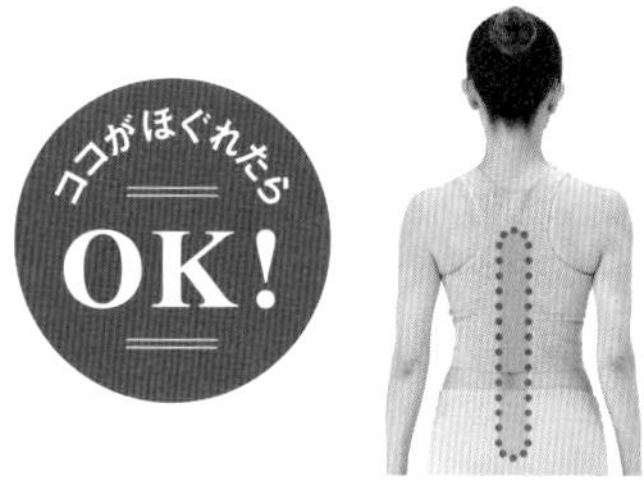
ココがほぐれたら
OK!

6 上の足を下の足の膝くらいの位置に置く

3、**4** の動作を行う。５つの腰椎のうち、上部にある腰椎を伸ばせます

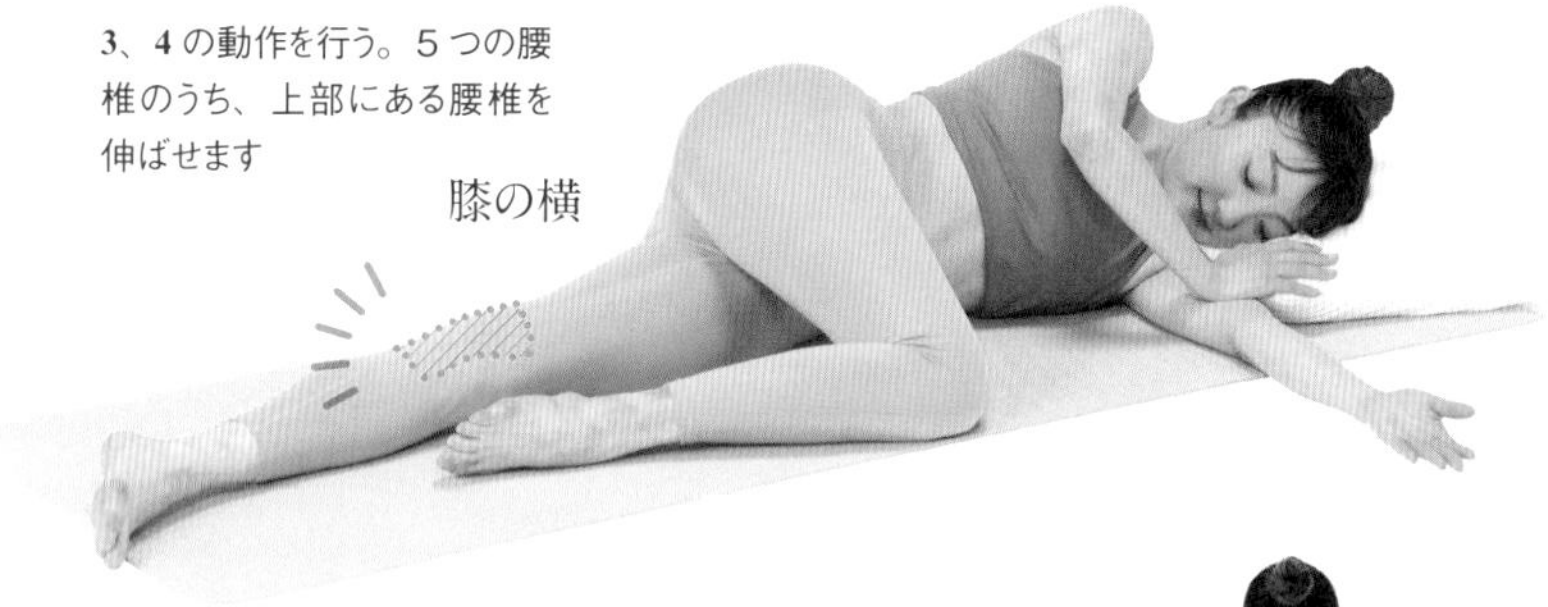
膝の横

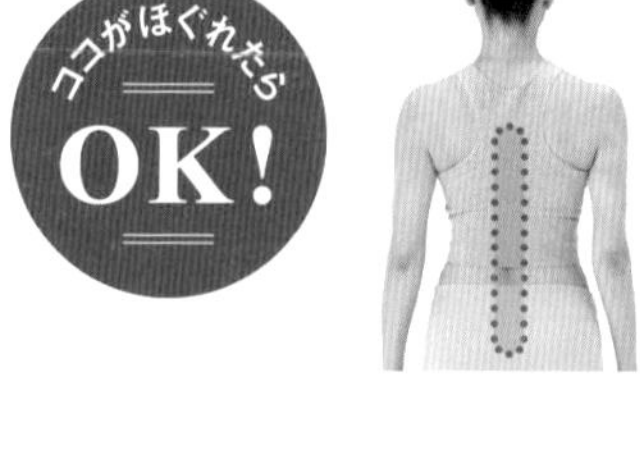
ココがほぐれたら
OK!

ほぐすトレッチのポイント

最後に、3つのほぐすトレッチに共通するポイントを紹介しておきます。
3つにわけてはいますが、いずれにせよ、「無理は禁物」ということです。

POINT 1

「頑張らない」ということを頑張りましょう!

痛みの程度は方それぞれ。朝晩1日2回のストレッチが「簡単だ!」と感じる方もいれば、「やっぱり痛いし難しい……」と感じる方もいるでしょう。でも、できなくても問題ありませんし、3つのうちできるものからはじめてもOKです。大切なのは少しずつでも続けること。「できるものをできるときだけやる」ということを継続すれば、徐々に効果が表れます。

POINT 2

もっとも意識すべきは「いかに力を抜くか」

「ストレッチ」というと、どうしても「伸ばす」ということを意識します。確かに伸ばすことも大切なのですが、それよりも意識してほしいのは、凝り固まった付着部筋を「ほぐす」「緩ませる」ということです。力を抜いてリラックスし、反動はつけずにゆっくりじっくりストレッチを行いましょう。そうすれば、必ず効果を実感できるはずです。

POINT 3

なによりも「無理はしない」無理は腰痛の大敵!

「よし、これからは毎日ストレッチを頑張るぞ!」というふうに張り切ってくれている方もいるかもしれません。でも、無理だけは絶対にしないでください。無理をして腰にいいことはひとつもありません。それこそぎっくり腰になったときにストレッチをするなんてご法度です。なにか異変を感じたら、すぐに専門医に相談してください。

1日たったの90秒

ほぐすトレッチで

こんなに腰が楽になりました！

本章では、「骨盤筋ほぐし」「お尻ふりふりほぐし」「背骨筋ほぐし」という3つのストレッチを紹介しました。これらにどれほどの効果があるのか、気になっている方も多いでしょう。

そこで、モニターの方をつのり、3週間にわたって3つのストレッチを実践してもらいました。その結果をご紹介します。

実践報告 1

人生ではじめて床に手がついた！

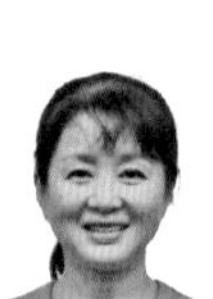

坂伊美樹さん
（53歳）

結果

自身で感じる痛みレベル

8 ▶ 6

前屈時の床から手の先の距離

3.5cm ▶ 0cm

人生ではじめて床に手がつきました。今後もこのストレッチを続けてもっと改善されたら、筋トレにも挑戦したいです。

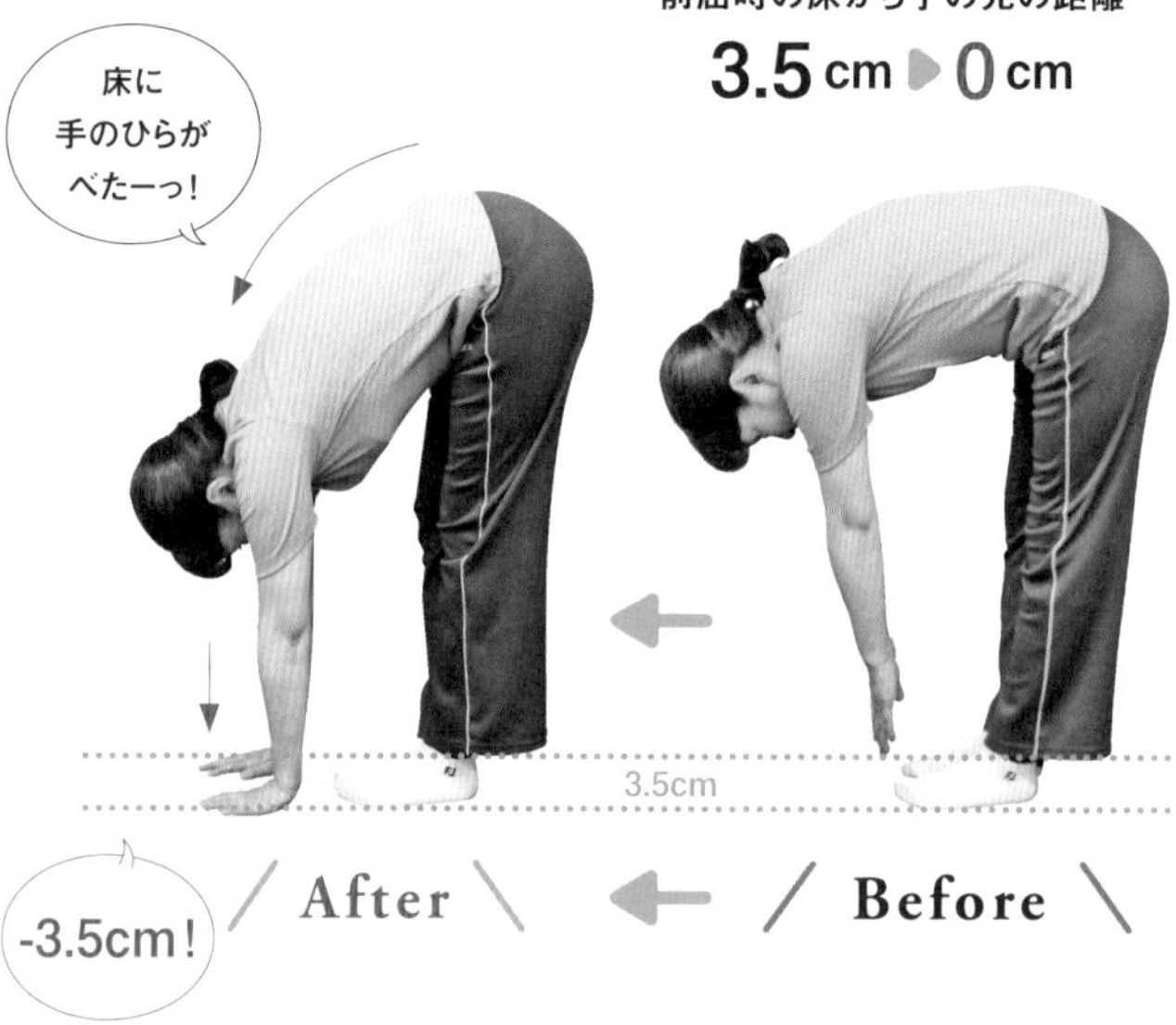
床に
手のひらが
べたーっ！
3.5cm
After
Before
-3.5cm！

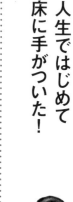

実践報告

2

気がついたら 2km歩けるように

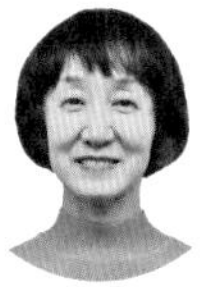

満利江さん
(63歳)

これまでに体操や日本舞踊をしてきたこともあり、私は、体の動きというものをよく考えるほうです。ストレッチを実践してみて、「筋肉を緩ませる」ことの大切さを痛感しました。もちろん3週間という短い期間ですから完治とまではいきませんが、長い間慢性化していた腰痛が和らいだのです。

そして、痛みが軽減したことで行動的になりました。ただ歩くことも、腰が痛いとどうしても「歩きたくない」と思ってしまいます。でも先日、「長い距離を歩こう」と意識的に思っていたわけではないのに、気がついたら2kmくらい歩けていたんです!

結果

自身で感じる痛みレベル

5 ▶ 2

前屈時の床から手の先の距離

17.2cm ▶ 0cm

1日90秒なのに
前屈で
−17.2cmも
柔らかくなった!

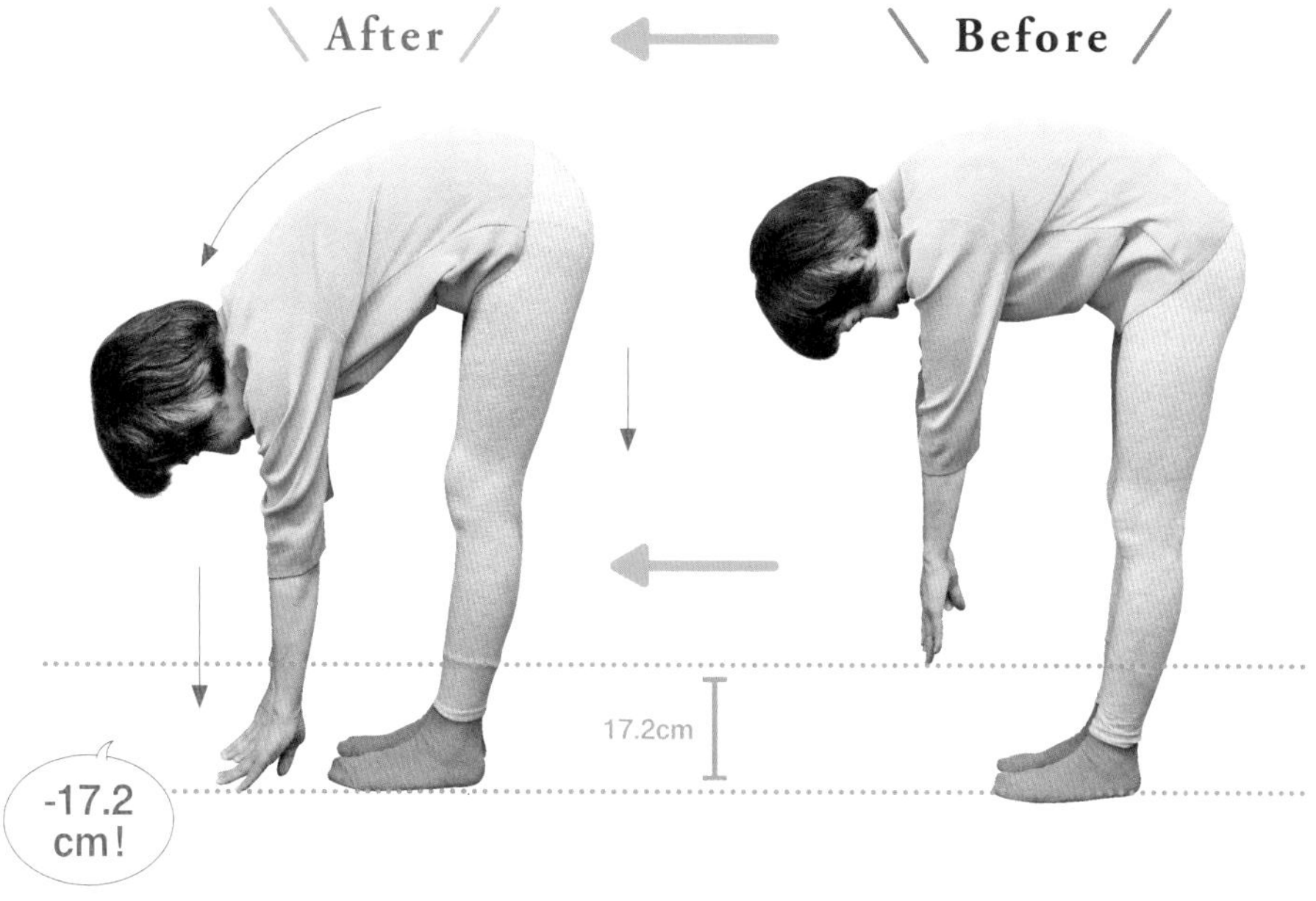
After
Before
17.2cm
-17.2
cm!

実践報告

3

途中の休憩なしで駅の階段を上れた

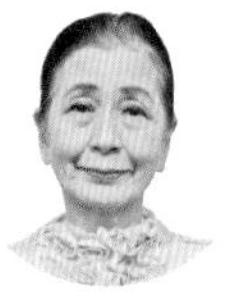

髙橋弓利子さん
（78歳）

陶芸家という職業柄、重いものを持つ生活を続けているために腰痛に悩まされてきました。でも、3つのストレッチを実践したところ、まったく痛みがなくなったのです。これまでは駅の階段も途中で休憩をしていたのですが、一気に上り切れるようになりましたし、腰がよくなったことで足も上がるようになったのか、転ばなくもなりました。

これまでは整骨院や鍼灸院にも通っていましたが、今はもう行かなくなりました。顔を見せなくなって先生たちが心配しているかもしれないので、「よくなりましたから」って連絡しないといけないですね!

結果

自身で感じる痛みレベル

6 ▶ 0

前屈時の床から手の先の距離

9.2cm ▶ 0cm

70代後半でもまだまだ柔らかくなります!!

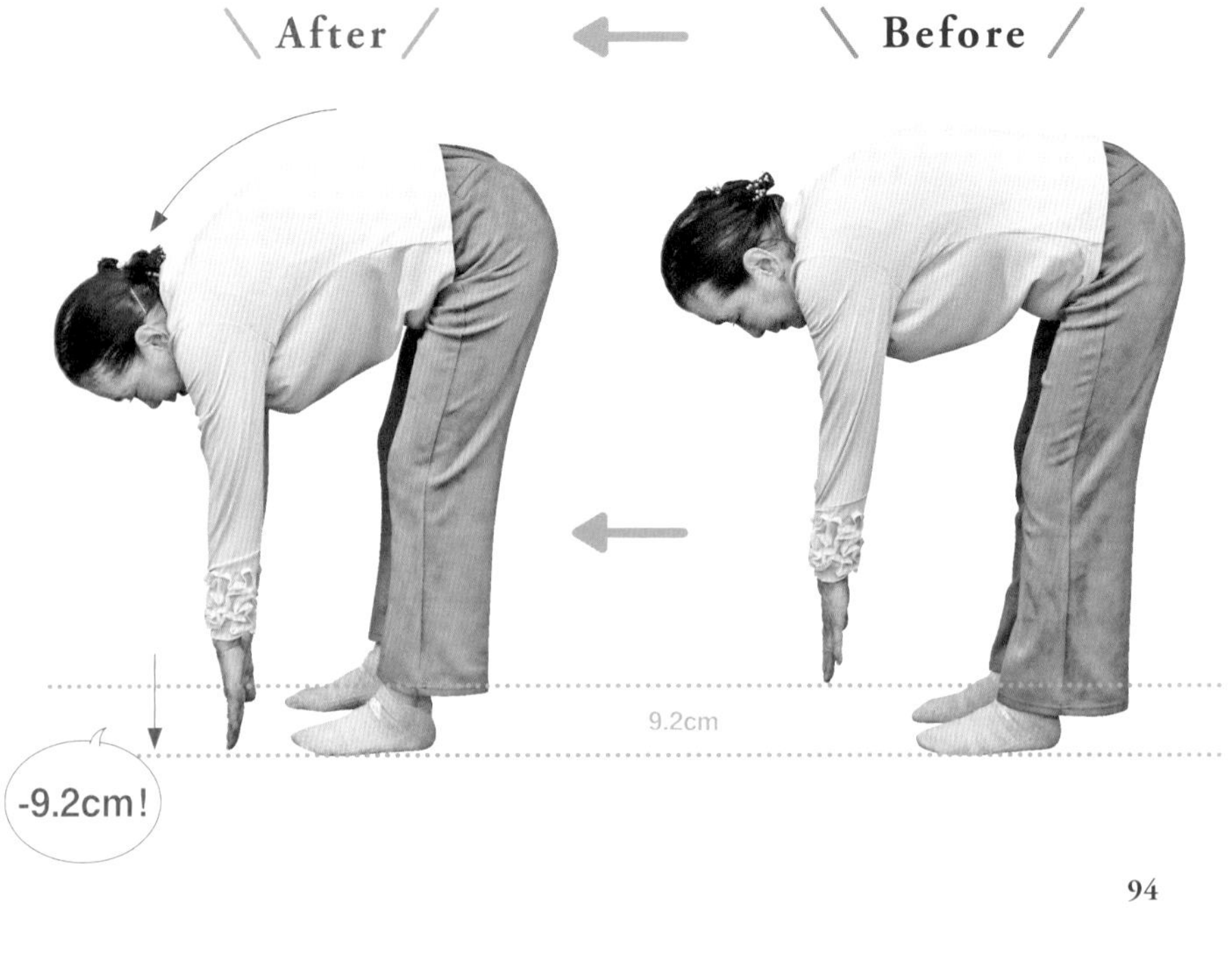

After
Before
9.2cm
-9.2cm!

実践報告

4

手軽にやれるから継続しやすい

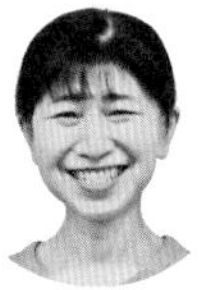

田中沙織さん
（55歳）

このストレッチは、それぞれ短時間で手軽にできるところがいいですね。継続しやすいです。だからこそ、結果もついてきたのだと思います。痛みが和らぎましたし、以前はよくやっていた背すじを伸ばすということが減りました。無意識のうちに猫背になってしまうことが減ったからだと思います。

それから、家事や仕事の初動が早くなったように思います。腰が痛いと、やることがあってもすぐには動けなかったのですが、いまはすぐに動けます。家族で美容室を営んでいるのですが、一緒に働いている家族にもこのストレッチをすすめています。

結果

自身で感じる痛みレベル

6 ▶ 4

前屈時の床から手の先の距離

16.3cm ▶ 7.3cm

継続しやすくて
家族にも
おすすめしています

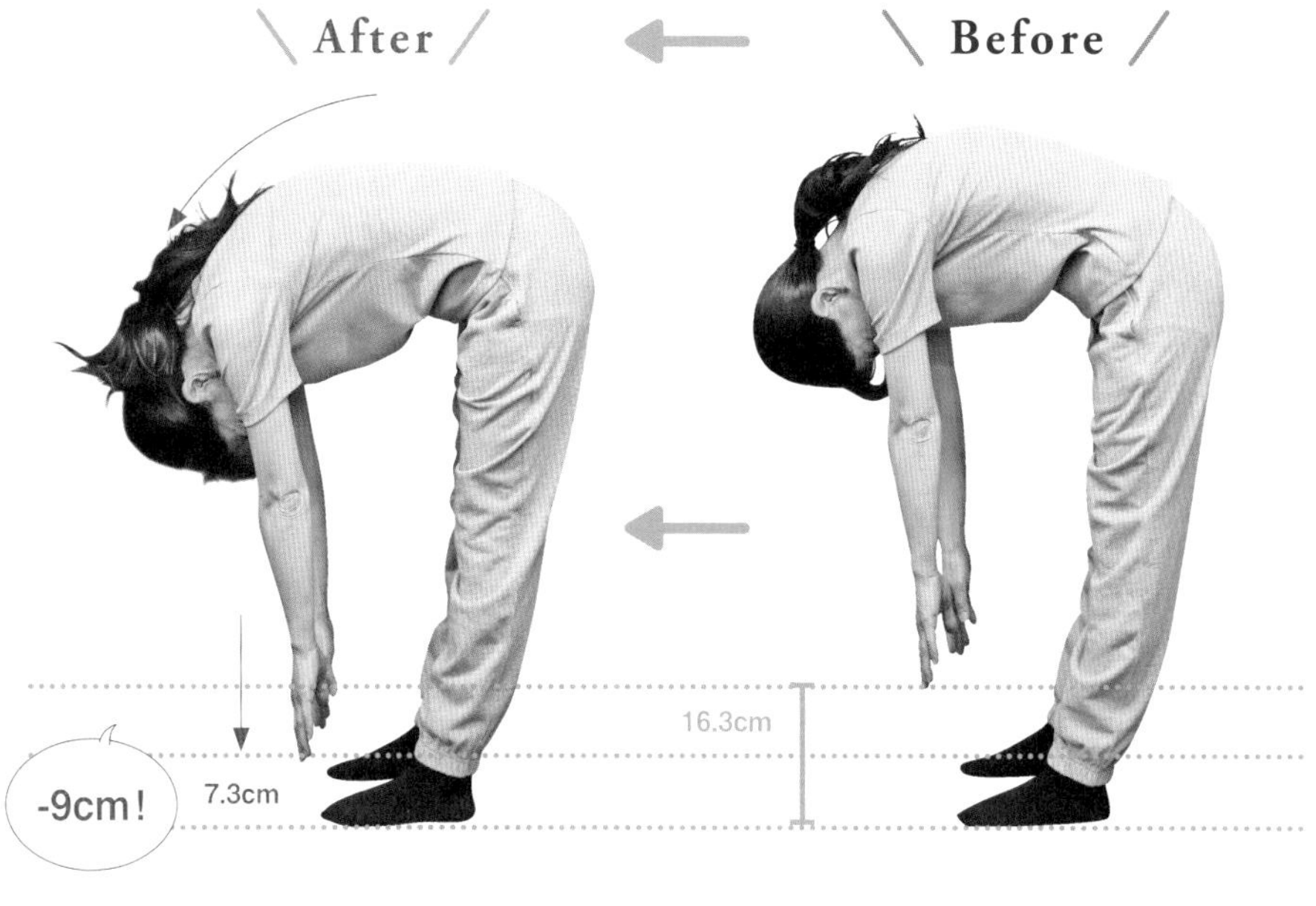

実践報告
5

ウォーキングを毎日できる!

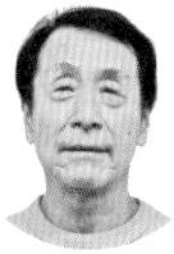

田中昭重さん
（61歳）

痛いときはウォーキングを控えていたのですが、今はそういうことがなくなりました。筋トレも抵抗なくできます。

結果

自身で感じる痛みレベル

5 ▶ 0

前屈時の床から手の先の距離

0cm ▶ 0cm

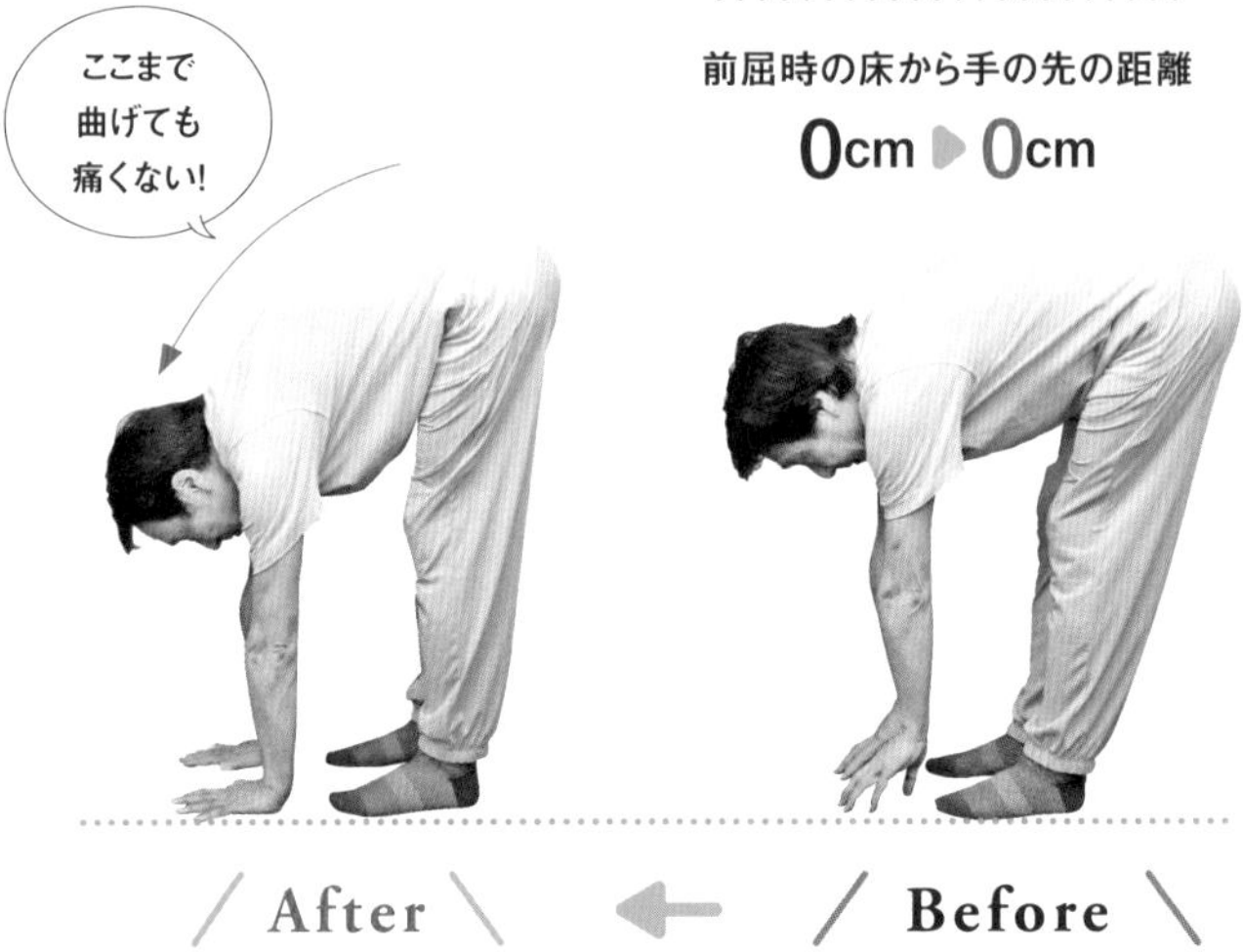
ここまで
曲げても
痛くない!
After
Before

実践報告
6

腰だけじゃなく便通もよくなった

春乃ひかりさん
（64歳）

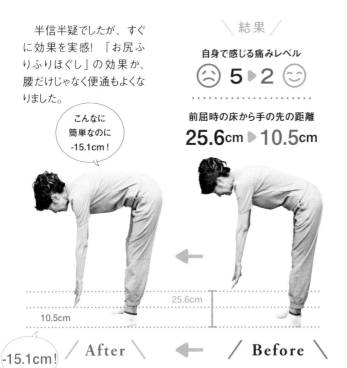

半信半疑でしたが、すぐに効果を実感! 「お尻ふりふりほぐし」の効果か、腰だけじゃなく便通もよくなりました。

結果

自身で感じる痛みレベル

5 ▶ 2

前屈時の床から手の先の距離

25.6cm ▶ 10.5cm

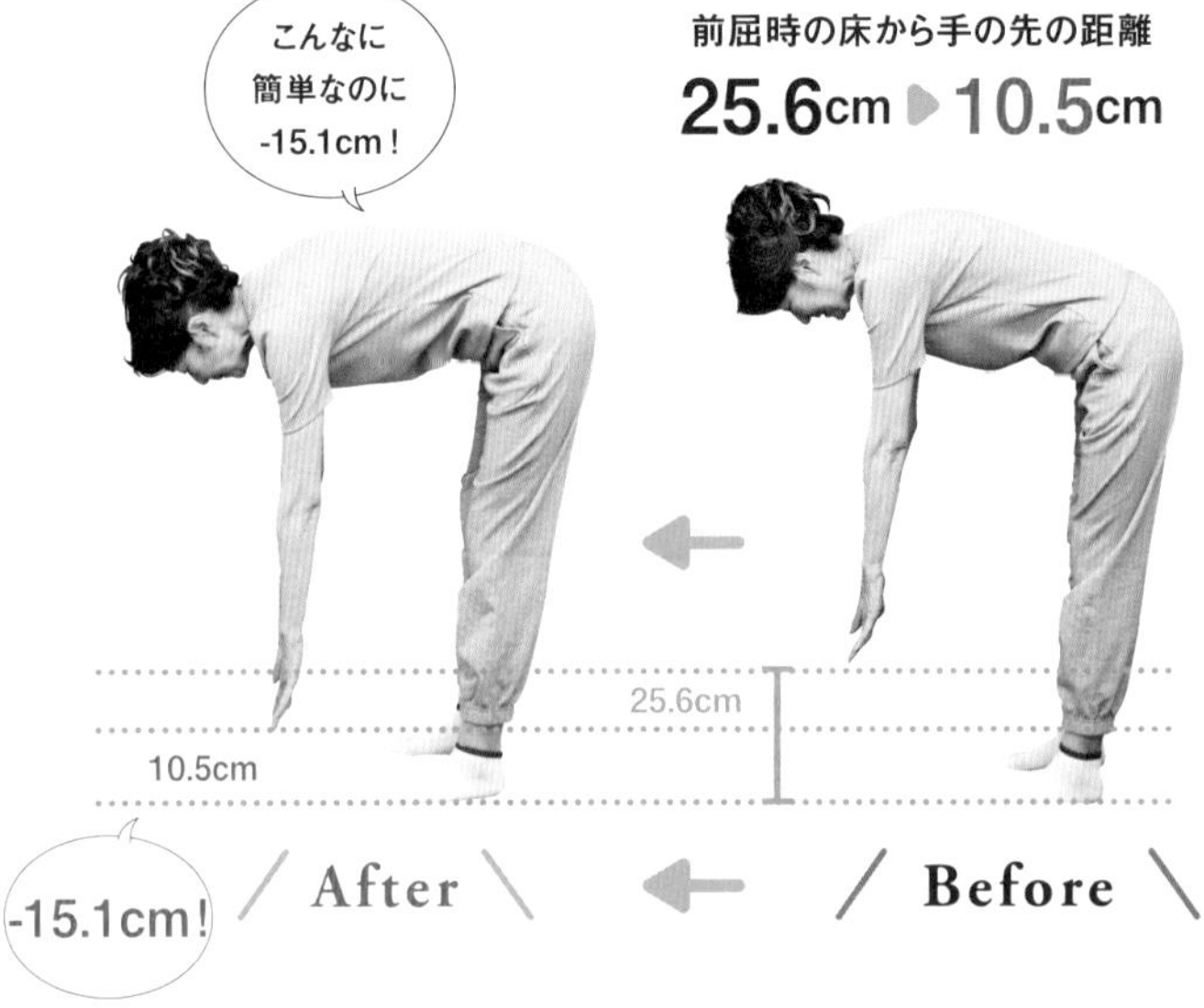
こんなに
簡単なのに
-15.1cm!
25.6cm
10.5cm
-15.1cm!
After
Before

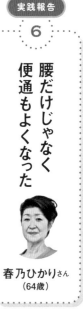

1日90秒、3つの「ほぐすトレッチ」の効能

▼骨盤に集中する筋肉を効果的にほぐす

ここからは、具体的に3つの「ほぐすトレッチ」がどのあたりの付着部筋をほぐしていて、どのような効果効能をもたらすのか、詳しく説明していきます。

細かな筋肉名など出てきますが、覚える必要はありません。

ただ、大体このあたりの筋肉をほぐしているんだなという意識を持つと、効果アップが期待できます。

筋トレで、筋肉の部位を意識すると、意識した筋肉がピンポイントで鍛えられて効果が上がると聞いたことありませんか？

それと一緒で、「このあたりをほぐしている」と意識しながらストレッチすることで、ほぐしたいところをほぐしやくなるという効果があります。

では、さっそく「ほぐすトレッチ」の行う順番どおりに見ていきましょう。

1つめは、「骨盤筋ほぐし」です。

骨盤筋ほぐしは、骨盤の上のほうにある腸骨稜《ちょうこつりょう》についている付着部筋をほぐします。

左の図は、骨盤筋を前側からみたものですが、点線で囲んだ部分が腸骨稜です。

この**腸骨稜は、お腹側、背中側、お尻、と本当に様々な筋肉が付着しています。**

これらの筋肉が何層も重なって腸骨稜をはじめとした骨盤についているのです。

この「何層も」というところ、イメージがわきにくいかもしれません。

みなさんのなかには「インナーマッスル」と「アウターマッスル」という言葉は聞いたことがある方も多いと思います。

内側の筋肉、外側の筋肉、ということです。

ただ、この2種類の筋肉が単純に重なっているというわけではありません。

実際は、**もっと多くの数の層となり、重なっているというのが正しいです。**

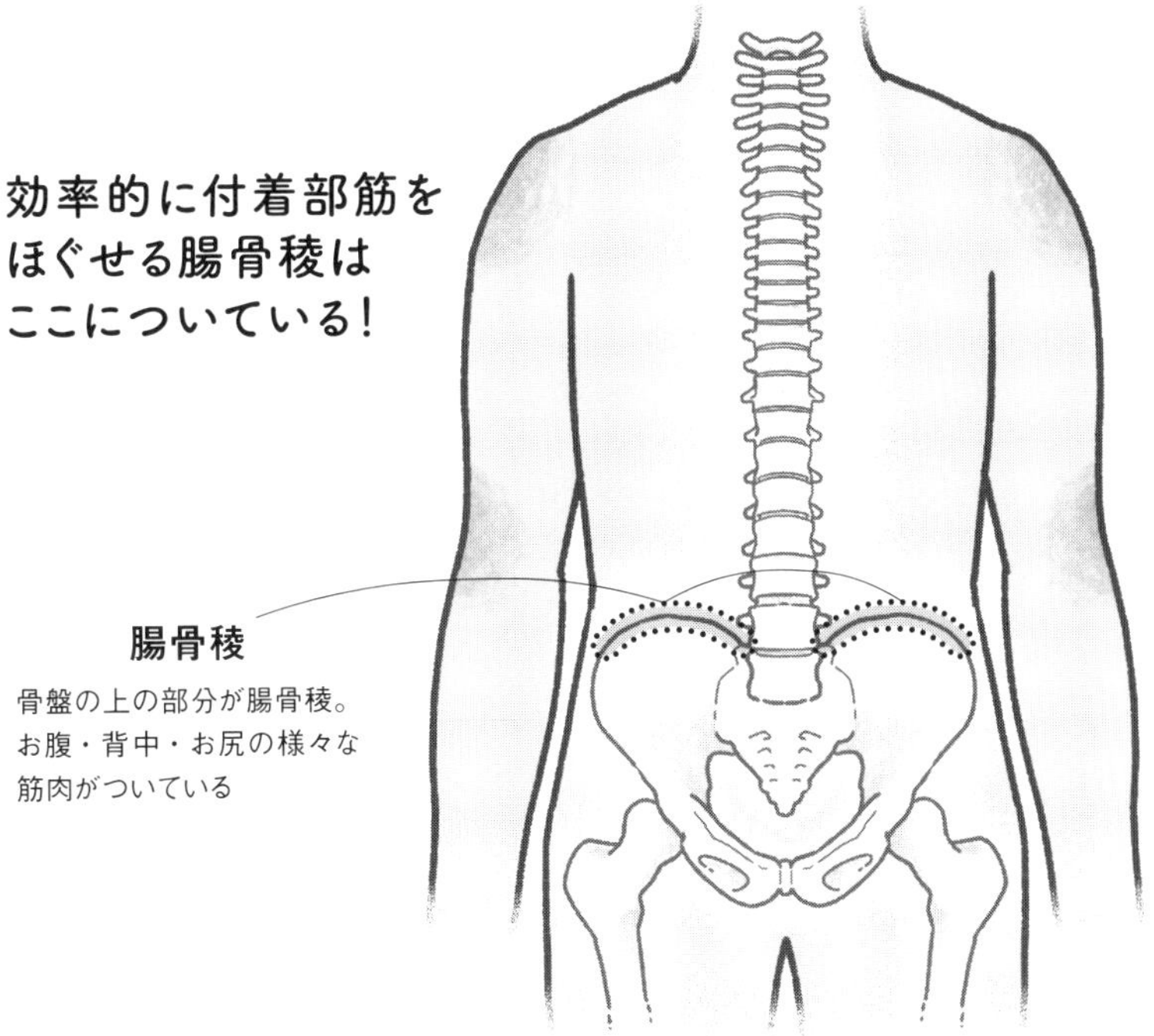
効率的に付着部筋を
ほぐせる腸骨稜は
ここについている！
腸骨稜
骨盤の上の部分が腸骨稜。
お腹・背中・お尻の様々な
筋肉がついている

筋肉が何層にも重なっていたり、隣り合っていたりすると、どこかの筋肉が固まってしまうと、つながっているほかの筋肉にまで影響を及ぼし、それらの筋肉も固まっていくという連鎖が起きやすくなります。

特に腸骨稜のように、たくさんの筋肉がついている部分だと、1つの筋肉が固まると、広範囲にわたって筋肉が固まっていってしまうのです。

しかし逆にいえば、**多くの筋肉が付着しているので、腸骨稜を狙ってほぐすことで、効果的にアプローチ**をすることができます。

腸骨稜に付着する筋肉がほぐれることで、**寝ていたときに固まっていた筋肉がほぐれて、起きようと体重をかけた際に力を入れやすくなったり、急な筋肉の収縮が予防できたりします。**

また、この骨盤筋ほぐしでは、**腸腰筋が緩みやすくなります。**

腸腰筋は、太ももの骨である大腿骨《だいたいこつ》と腰椎を結ぶ「大腰筋」、骨盤の内部から大腿骨にかけてつながっている「**腸骨筋**」の2つのセットで「腸腰筋」と呼ばれています。

脊柱管狭窄症や椎間板ヘルニアは、この**腸腰筋の硬さが大きな原因の一つになっています。**

というのは、腸腰筋が縮んだ状態で硬くなると、常に腰が前に引っ張られている状態になり、それをまっすぐに戻そうとする力が働くため、脊柱菅狭窄症や椎間板ヘルニアを引き起こす**反り腰**になってしまいがちなのです。

もし、脊柱管狭窄症・椎間板ヘルニアの可能性ありと診断されている方や、それらになったことがある方は、かかりつけ医に相談のうえ、**ぜひこの「骨盤筋ほぐし」を行っていただければと思います。**

お尻の付着部筋をほぐすと体のバランスが整う

▼実はお尻と腰は密接な関係がある

2つめは、「お尻ふりふりほぐし」。

このストレッチは、中殿筋《ちゅうでんきん》という**お尻の筋肉をほぐします**。

あまり関係がなさそうに思えますが、**実はお尻の筋肉は、腰痛と深い関係がある**のです。

お尻には片方だけで9種類もの筋肉がついていますが、そのなかでも腰痛に特に関係してくるのが**中殿筋**です。中殿筋は、図を見ていただくと、骨盤の側面についていることが分かります。

全身のバランスを整える中殿筋はここについている！

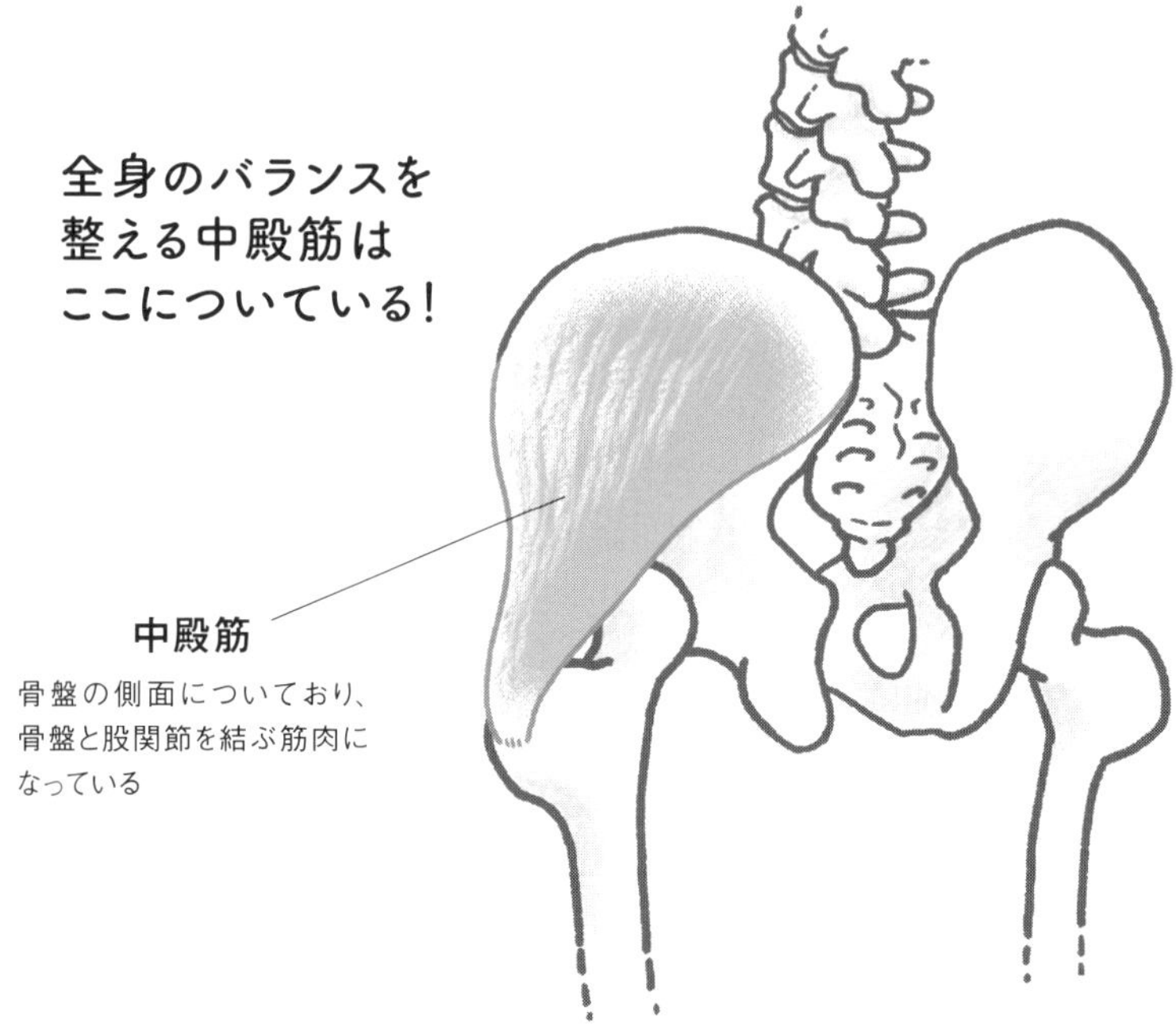
中殿筋
骨盤の側面についており、
骨盤と股関節を結ぶ筋肉に
なっている

また、後ろからは見えないのですが、股関節にもつながっており、骨盤と股関節を結ぶ筋肉となっています。

そのため、歩くときや立つときに左右から骨盤を支えてくれ、下半身を安定させるとともに、上半身のバランスを取ってくれるための存在でもあります。

このストレッチを通して中殿筋をほぐすことで、**座っていたときに固まっていた筋肉の無駄な力が抜けて、体を支える力回復してくれる**という効果が期待できます。

姿勢をよくしたけりゃ背骨筋をほぐしなさい

背骨筋は姿勢を支える陰の立役者

最後に、３つめのストレッチ**「背骨筋ほぐし」を見ていきましょう。**

腰椎に沿って縦に伸びる筋肉をほぐしていきます。

具体的には、腰腸肋筋《ようちょうろくきん》・多裂筋《たれつきん》・長回旋筋《ちょうかいせんきん》という付着部筋をほぐすストレッチになります。いずれも背中側の深部にある筋肉で、**特に姿勢が悪い人は、これらの筋肉が上手く動いていない可能性が高いです。**

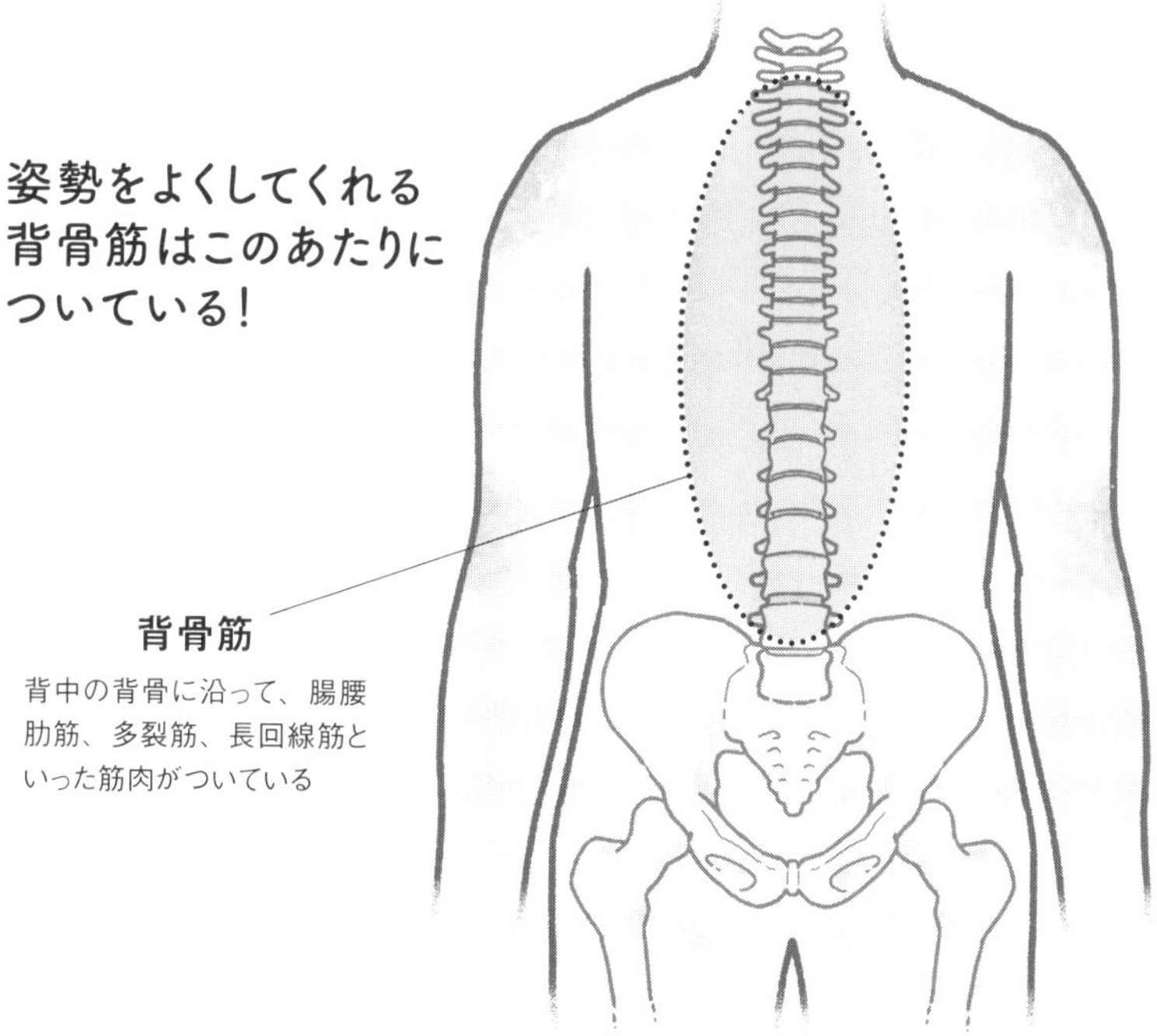
姿勢をよくしてくれる
背骨筋はこのあたりに
ついている！
背骨筋
背中の背骨に沿って、腸腰
肋筋、多裂筋、長回線筋と
いった筋肉がついている

ピンとした姿勢をつくるためには、**背骨を正しいポジションに戻すことが重要。**それらの役割を担うのが、背骨筋なのです。

また、これらの筋肉が固まると、**体を反ったり、横に倒したり、ねじったりといった腰の動きが制限されるだけでなく、腕を上げたりする上半身の動きまで鈍くなってしまいます。**

第4章

もう腰を痛めないための生活習慣

「ほぐすトレッチ」との相乗効果で筋肉の質をさらに高める

▼1つでも新しいことを見つける気持ちで

ほぐすトレッチを行うと同時に、こういった日常生活での姿勢や動きに気をつけることによって、相乗効果で付着部筋の負担を減らすことができます。

第1章でも述べたように「正しい姿勢」を続けるのは難しいものがあります。

しかし、腰痛は、付着部筋の負担の積み重ねによって起きるので、1度でも2度でも正しい姿勢をして、付着部筋への負担を減らすことは、腰痛の予防、改善に大きなプラスとなります。

そこで、この第4章では、毎日の生活習慣のなかで、腰を痛めやすい姿勢や動きをぎゅっと集めました。

「面倒くさいよ～」という方もいらっしゃるかと思いますが、**「こういうことに気をつければいいんだな」ということに気づいていただくだけでも、腰痛を改善することにつながっていきます。**

また、パラパラと見ると、すでに知っているものもあるかもしれません。

そういった方も、これはちゃんとできているな！　というチェックをしていただければと思います。

もし2つでも、3つでも、**新しいことを見つけていただけたら非常に嬉しいです。**

さらにいえば、このような腰に負担をかけない動き方というのは、筋肉の疲労も少なくなり、**疲れない体になることにもつながります。**

ぜひ、腰痛が気にならなくなったとしても続けてみてください。

それでは、さっそく見ていきましょう！

起き抜けの体は凝り固まっている！腰を痛めないための朝の起床儀式

▼朝の起き抜けには特に注意が必要

第2章でも説明しましたが、朝は、最も付着部筋が危険な状態です。

そのため、腰痛がもっとも起きやすいといっていい、いちばんの敵が、朝の起き抜け、**ベッドや布団から立ち上がるとき**です。

私たちは、1日のはじめに、腰痛を引き起こす最強の敵と戦わなくてはならないのです。

しかも、寝ている状態から体を起こすという動作は、1日のなかで何度も行うもの

郵 便 は が き

切手を
お貼りください

105-0003

（受取人）
東京都港区西新橋2-23-1
3東洋海事ビル
（株）アスコム

1日90秒!
腰痛を自分で治す すごい方法
結局、腰痛は「ほぐし方」が9割

読者 係

本書をお買いあげ頂き、誠にありがとうございました。お手数ですが、今後の出版の参考のため各項目にご記入のうえ、弊社までご返送ください。

お名前	男・女	才
ご住所 〒		
Tel	E-mail	
この本の満足度は何％ですか？		％
今後、著者や新刊に関する情報、新企画へのアンケート、セミナーのご案内などを郵送またはeメールにて送付させていただいてもよろしいでしょうか？ □はい □いいえ		

返送いただいた方の中から**抽選で3名**の方に
図書カード3000円分をプレゼントさせていただきます。

当選の発表はプレゼント商品の発送をもって代えさせていただきます。
※ご記入いただいた個人情報はプレゼントの発送以外に利用することはありません。
※本書へのご意見・ご感想およびその要旨に関しては、本書の広告などに文面を掲載させていただく場合がございます。

●本書へのご意見・ご感想をお聞かせください。

ご協力ありがとうございました。

ではありません。

1日のなかで何度も行う動作であれば、その動作をすることに体が慣れているため、腰など体の各所を痛めることも少ないです。

しかし、**寝ている状態から体を起こすという何度も行わない動作の場合、それだけ体を痛めやすい**ために、より注意が必要となります。

ですから、まずは、起き上がる前に寝た状態のままで、第3章で紹介した「骨盤筋ほぐし」のストレッチをしっかり行いましょう。

そして、**仰向けの状態から寝返りを打って四つんばいになり、ゆっくりと起き上がるようにしてください。**

腰痛がひどい方であれば、ベッドサイドに設置した手すりなどを利用すると、それだけ体重の負担を分散できます。

なるべく前屈しないことがカギ！洗顔時は「パワーポジション」で腰を守る

▼顔を洗うときの前屈姿勢は腰の大敵

朝は腰にとって敵だらけ！

起き上がったときの起床攻撃をかわした次に待ち受けているのは、**洗面台での「洗顔攻撃」**です。

しっかり「骨盤筋ほぐし」をやって、四つんばいになってから起き上がったとしても、それで安心してはいけません。

洗顔は、顔にとってはいいことですが、腰にとっては最悪です。

洗面台で顔を洗うときにはどうしても前屈姿勢になるからです。

前屈姿勢をとると、**腰には体重の何倍もの負担がかかってしまいます。**


そんなことを知らずとも、**腰痛持ちの人であれば、上半身を前に倒すと「腰を痛めてしまいそう……」という不安や恐怖心**のようなものは自然に感じているはずです。

つまり、なるべく上半身を前屈させないということが、洗顔時に腰を守るための基本となります。


具体的に、**洗顔攻撃を回避するための方法**をお教えします。

それが、**「パワーポジション」**と呼ばれる姿勢をとることです。

パワーポジションとは、**背中を曲げずにやや胸を張り、膝を適度に曲げた体勢のことを指します。**

しゃがんで荷物を持つときにも同様のことがいえるのですが、具体的には重量挙げの選手が床に置いているバーベルを握って、まさにこれから持ち上げようとしている姿勢とか、スクワットのしゃがんだ姿勢というとイメージできるでしょうか。

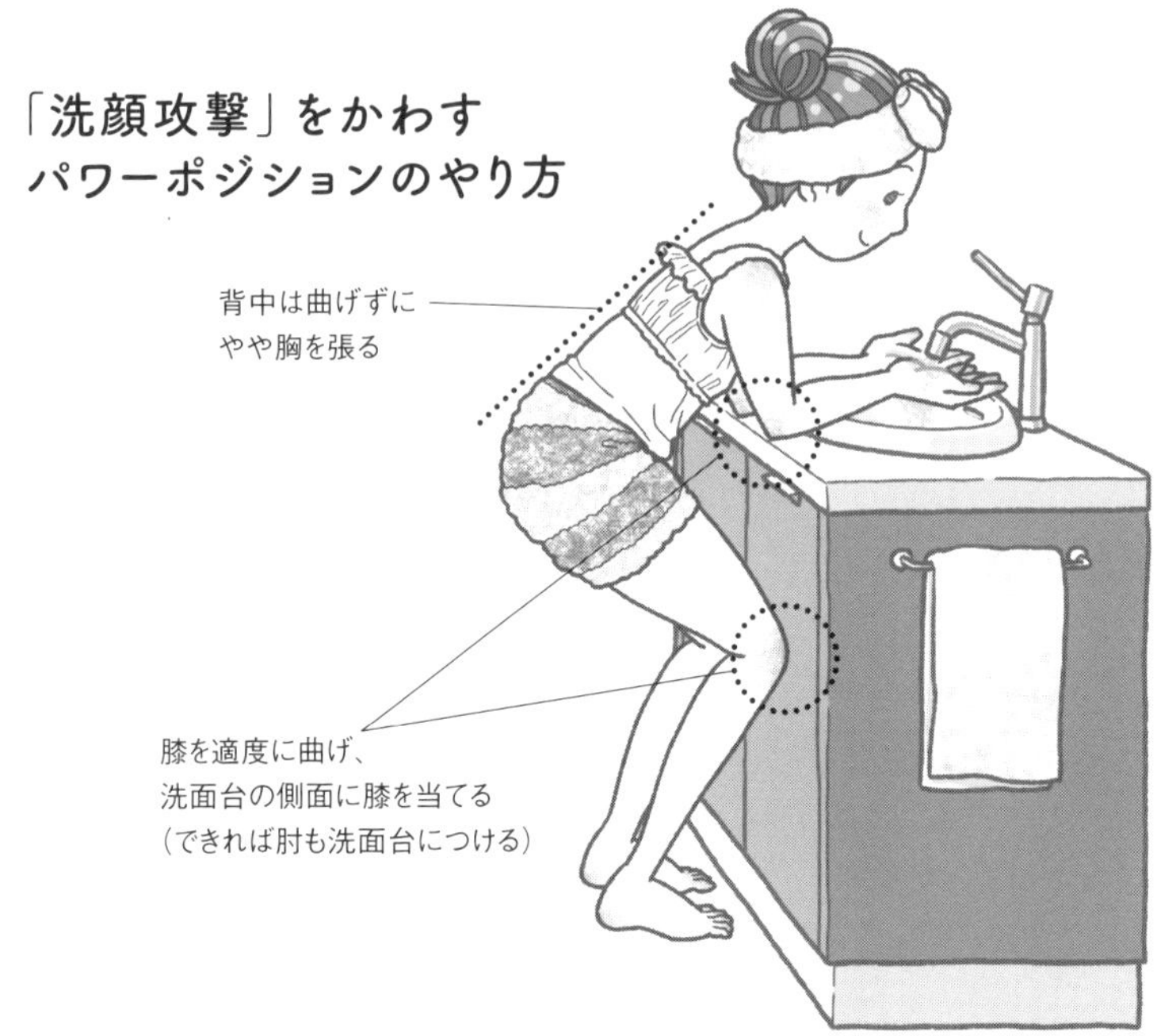
「洗顔攻撃」をかわす
パワーポジションのやり方
背中は曲げずに
やや胸を張る
膝を適度に曲げ、
洗面台の側面に膝を当てる
(できれば肘も洗面台につける)

また、バレーボールの選手がレシーブを受けるときもこのパワーポジションが使われています。

これらの体勢のとき、背中は丸まっていないんです。**これが、腰を痛めることなく強い負荷に耐えられる姿勢です。**

なるべく上半身を前屈させないということを考えるなら、**膝を曲げて姿勢を低くするのも有効です。**

もちろん、顔を洗うときには少なからず上半身を前屈させなければなりませんが、イメージとしてはこのパワーポジションをとりましょう。

そして、起き上がるときにベッドサイドの手すりを使うのと同じように、**体重の負担をできるだけ分散させることを考えてください。**

少し行儀が悪いように感じるかもしれませんが、洗面台の側面に膝を当てて、できれば洗面台に両肘をつきます。

そうすることで、腰にかかる負荷は軽減されます。

▼無理に洗面台を使わずシャワーを浴びてもいい

ただ、なかにはそれでも腰が痛いという重い症状を抱えている方もいらっしゃるでしょう。そのような方の場合、**無理に洗面台で顔を洗うのではなく、立ったままシャワーを浴びることを考えてもいいかもしれません。**

腰や背中も温まりますから、それだけ腰痛を悪化させる可能性は低下するはずです。

前屈姿勢になりがちなトイレは体重を分散させて腰を労《いたわ》る

▼便秘がちな方はより注意が必要

朝の3番目の敵はトイレです。みなさんのなかには、朝起きたら、トイレに行くという方も多いのではないでしょうか。

突然ですが、『幽☆遊☆白書』『HUNTER×HUNTER』の作者で知られる漫画家・冨樫《とがし》義博《よしひろ》氏は、重度の腰痛持ちで知られています。

特に、現在「週刊少年ジャンプ」での掲載が続いている、**『HUNTER×HUNTER』が度々休載になるのは、冨樫氏のひどい腰痛が原因といわれています。**

そんな冨樫氏が画業35周年を記念した展覧会「冨樫義博展 -PUZZLE-」が都内で開催されるにあたり、冨樫氏の公式Twitterにあげられた内容がファンの間で話題となりました。それがこちらのコメント（一部抜粋）です。

『みなさま、くれぐれも腰は大切に。**これを書いている2週間前までお尻をふく姿勢がとれず、ウンコするたびシャワー浴びてました。**あらゆる動作が常人の3～5倍時間がかかります。腰大事』

トイレは、腰に多大なる負担をかけているのです。

そんなトイレの動作を朝にすると、ますます腰にとって危ない状態です。

男性のおしっこの場合は立って済ます方も多いと思いますが、女性の排泄《はいせつ》、それから男性でも基本的にすべて便座に座って行う方もいるでしょう。

特に、**うんちをする場合、力むときには腹筋に力を入れるためにどうしても前屈姿勢になります。**

腰痛持ちの方にとっては、排泄も危険な行為の1つとなり得るのです。

なかでも、便秘がちな方はより注意が必要です。

便通がいい方に比べるとどうしても強く力むことになりますから、**それだけ体が前屈して腰に強い負荷がかかる**ことになります。

しかも、便秘がちな方の場合はトイレの時間そのものが長くなります。

それはつまり、長い時間にわたり同じ姿勢をとり続けるということ。同じ姿勢をとり続けることは腰にとって危険な行為です。

付着部筋を含む体の様々な部分が凝り固まってしまって柔軟性を失い、それだけ腰痛を発症しやすくなります。

そう考えると、便秘を治すことも大切になってくるのですが、残念ながら私は便秘の専門家ではありませんから、便秘を治すためのアドバイスはできません。

ただ、便秘かどうかにかかわらず、やはりなるべく腰に負担をかけない姿勢をとることが大切です。

排泄時は前屈姿勢になりがちですから、その前屈した上半身の体重を腰だけで支えることがないようにしましょう。

もしかしたら、みなさんも自然にそうしているかもしれませんが、肘を膝にくっつけるのです。

イメージしやすいものだと、**有名なロダンの彫刻「考える人」のような姿勢です。**

この姿勢であれば、**上半身の体重を腰だけでなく肘でも支えることになりますから、それだけ腰の負担を軽減できます。**

また、**便座に座っている姿勢から立ち上がるときも注意してほしいと思います。**

座っている姿勢から立ち上がるときには、やはり上半身が前屈します。ですから、そのときも手のひらを膝について立ち上がるのです。

あるいは、肘掛けを設置してもいいかもしれません。いまはトイレ用の肘掛けが売られています。

そういったものを使えば、便座に腰掛けるときも、用を足して立ち上がるときも、腰の負担を小さくできるでしょう。

立ったままはあまりに危険！靴下やズボンを安全にはく姿勢

▼靴下やズボンをはくときの前屈を抑える

あなたは、腰が痛いときだけ、座って靴下やズボンの脱ぎはきをしていませんか？

みなさんのなかにも、**腰が痛いときには、靴下をはくにも一苦労**、という方もいらっしゃるのではないでしょうか。

腰痛持ちの方でもやりがちなのが、いちいち座るのが面倒くさくて立ち上がったまま靴下やズボンをはこうとしてしまうことです。

口酸っぱくいっているため、もうお分かりの方も多いかと思いますが、靴下やズボンをはくときもまた前屈姿勢になりがちです。

意識していただきたいのは、**腰が痛かろうが痛くなかろうが、「靴下やズボンの脱ぎはき＝椅子に座る！」**ということです。

P121のNG例のように立ったまま靴下をはく姿勢と比べると、OK例のように椅子に座って靴下をはく姿勢の前屈具合は大きく違っていますよね。

ポイントは、椅子を使うといっても、**できれば足は椅子の座面に乗せること**です。難しいようでしたら、足を床についた姿勢でも、椅子に座っていれば体重を椅子が支えてくれるので少なからず腰の負担は減ります。

ですが、やはり椅子の座面に足を乗せている場合と比べると大きく前屈してしまう。床に足をついている姿勢は、「△」というところですね。

体が硬かったり、腰が痛くて足が椅子の座面に乗らない！　という方は、**椅子と同じくらいか少し低いくらいの台を用意するのも手**です。

もっというと、立ったまま靴下やズボンをはこうとするのが危険な理由は、前屈姿勢になるからということだけではありません。

特に足腰が弱っている場合、転倒してしまって圧迫骨折を招いてしまうことにもなりかねませんから、絶対に避けてほしいと思います。

腰を痛めない靴下のはき方

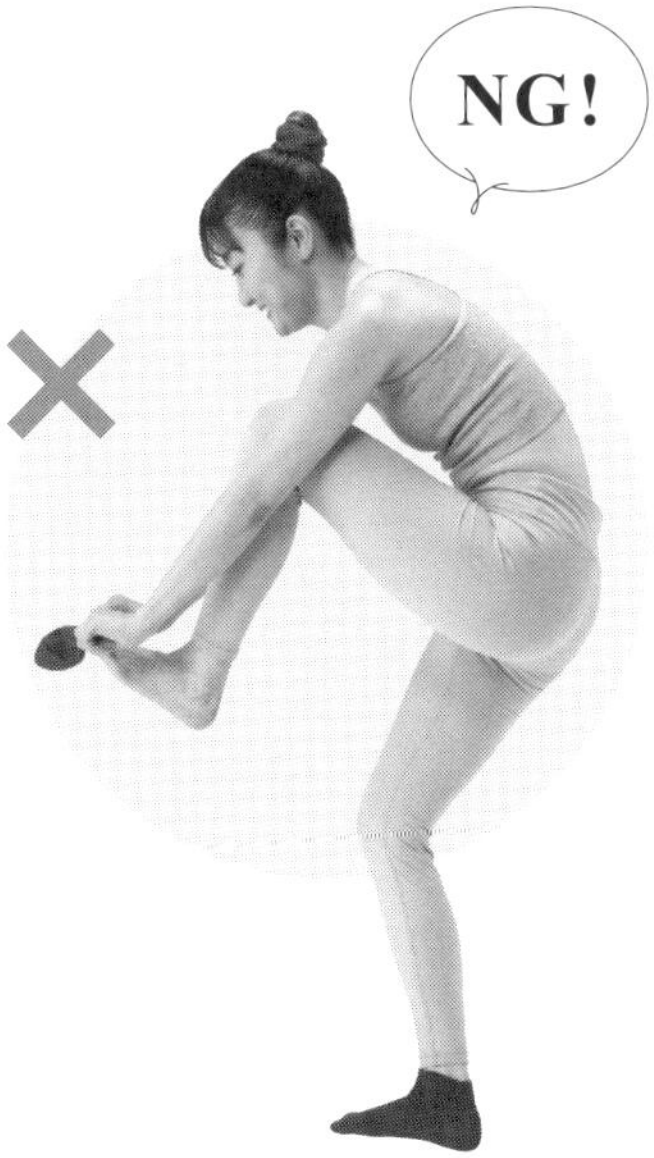

立ったままの状態だと、前傾姿勢が深くなり危険

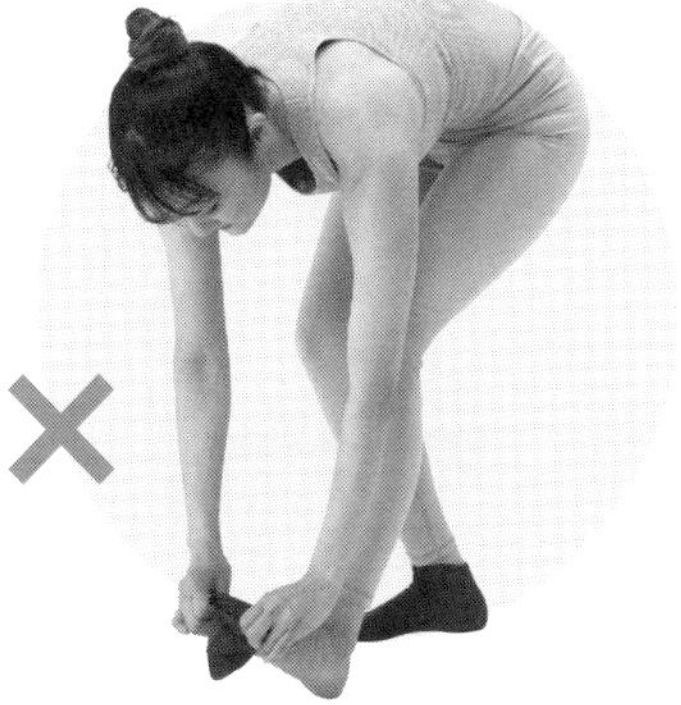

また、足腰が弱っていると、転倒で圧迫骨折にもなりかねない

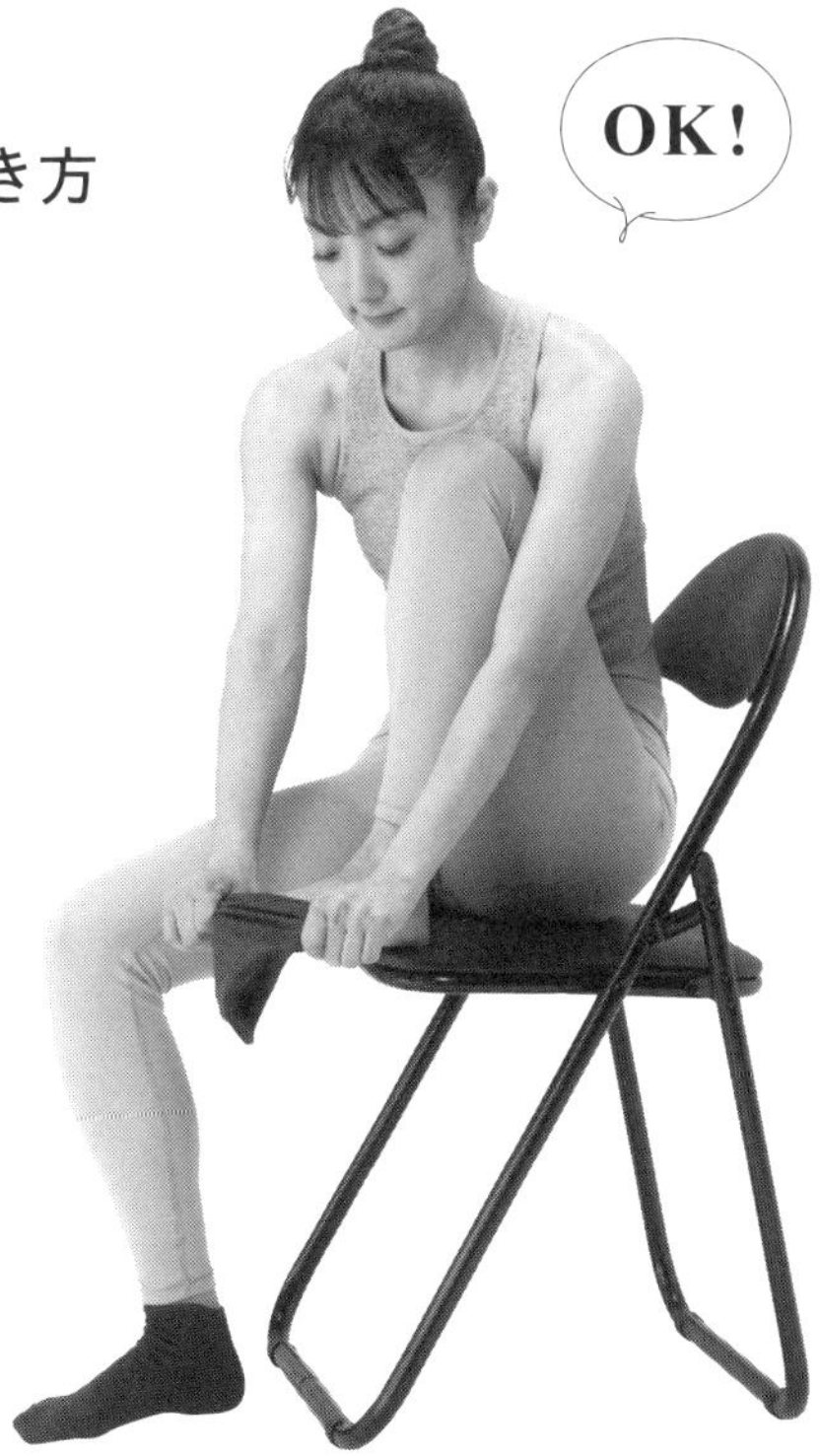

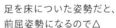

椅子に座り、足を椅子の座面に乗せてはく。難しい場合は、もう1つの椅子や、適当な高さの台に乗せてもOK

足を床についた姿勢だと、前屈姿勢になるので△

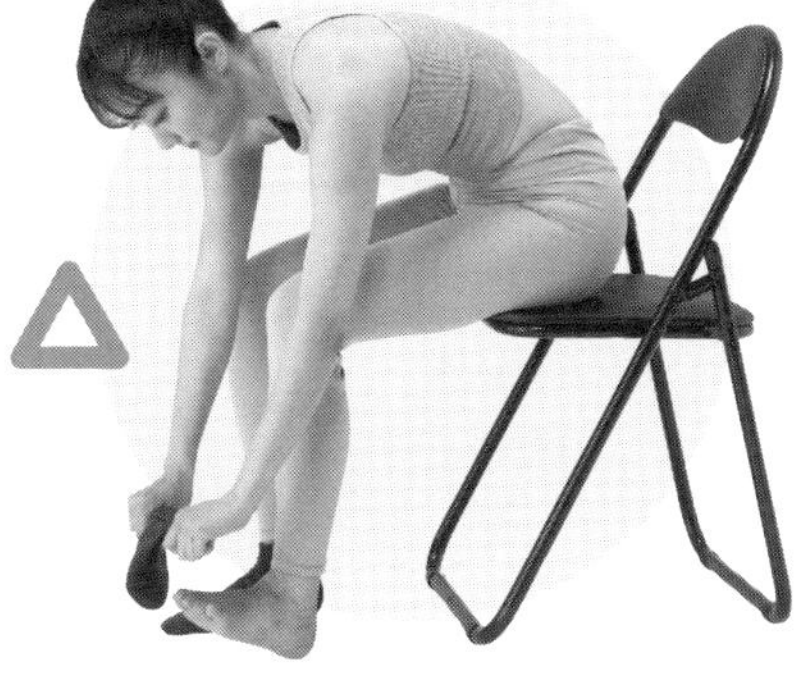

外出前と帰宅時には「クラゲ」になる？ 靴を脱ぎはきするときにおすすめの習慣

▼靴を脱ぎはきするときも、腰掛けてから

玄関を出る前にも1つ注意することがあります。

それは、靴のはき方です。

靴をはくときも、立ったままはこうとするとやはり前かがみになります。

ですから、**靴下やズボンをはくときと同じように、自宅であれば座ってはくようにしましょう。玄関の上がりかまちに腰掛けて靴をはく**わけです。

ただ、いまの戸建《こだて》住宅の場合、国土交通省の指針により上がりかまちの高さが18㎝

以下と、かつてよりかなり低くなっていることがほとんどです。

というのも、たたきと上がりかまちの高低差が小さいほうが、高齢者にとって上り下りがしやすいからです。

ところが皮肉なことに、靴をはく場合のことを考えると、18㎝以下という高さは人によっては低すぎます。

低いがゆえに、腰掛けたり立ち上がったりするときに前屈姿勢となり、腰への負担が大きくなってしまうのです。

また、集合住宅の場合なら、戸建住宅と比べて上がりかまちがさらに低い傾向にあります。

いまの新築マンションであれば、上がりかまちの高さは5㎝程度が一般的です。

そういう場合、**靴の脱ぎはきのために専用の椅子を玄関に置いてみてください。**

もちろん、身長や腰痛の程度によって最適な高さは人によって異なりますから、必ず試用してから、**自分にとって腰掛けやすい、そして立ち上がりやすい高さの椅子を購入することをおすすめ**します。

さらに、靴を脱ぎはきする前には、ちょっとした運動で腰をほぐすとベターです。

起きてからきちんと、「骨盤筋ほぐし」や「お尻ふりふりふりほぐし」をやっていたとしても、**特に起床からまだそれほど時間がたっていないときであれば、腰まわりの付着部筋や筋肉がほぐれ切っていないということもじゅうぶんに考えられます。**

あるいは、外出中に歩くなどして筋肉に疲労がたまっていると、やはり腰まわりの付着部筋はこわばっています。

そこで、**出かけるときに靴をはく前、外出先から帰宅して靴を脱ぐ前には、簡単な運動で腰まわりをほぐしてあげる**のです。

やることは簡単。**クラゲやタコになったようなイメージで、立ったまま体を左右にゆらゆらと揺らす**のです。**ポイントは力を抜くこと。**「運動」だからといって力を入れてしまっては、体はよりこわばってしまいます。

それこそぐにゃぐにゃとしたクラゲやタコになったつもりでゆっくりと体を揺らしましょう。これを習慣化できれば、靴の脱ぎはきで腰を痛める可能性は大きく低下するはずです。

お出かけ前＆帰宅時に行う

クラゲ人間ストレッチ

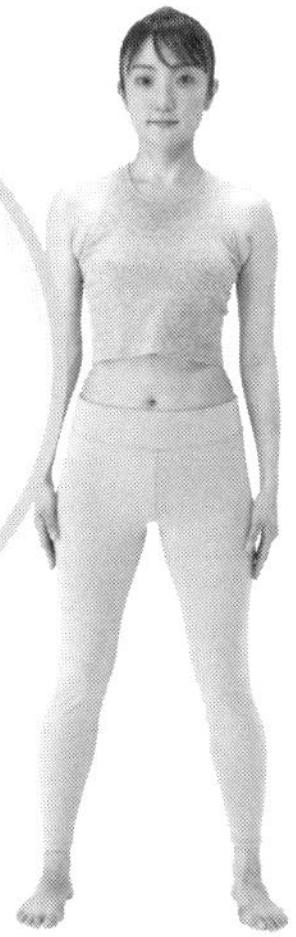

1

足を軽く広げて立つ

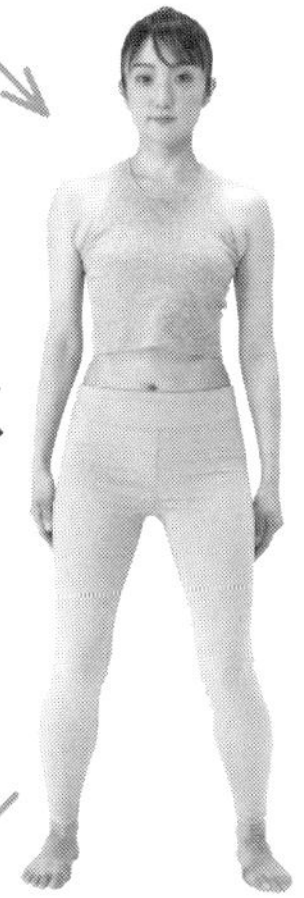

2

膝を軽く曲げる

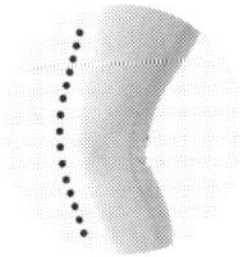

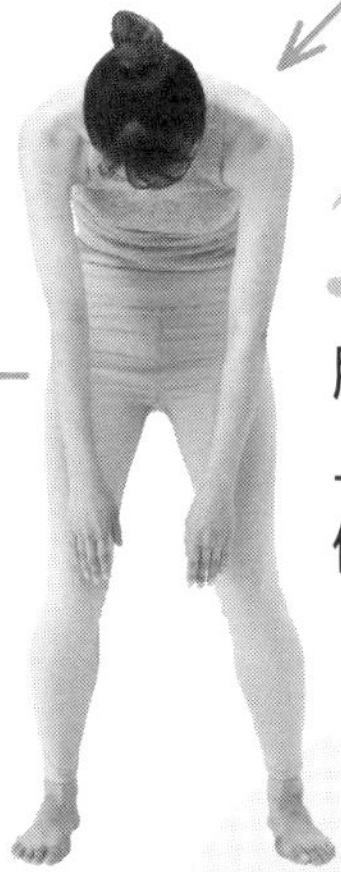

3

脱力して上半身を倒す

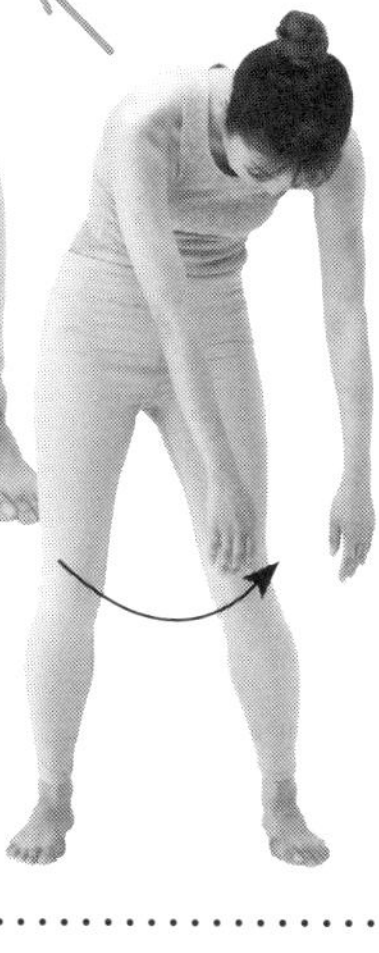

4

ゆっくり体を左に揺らす

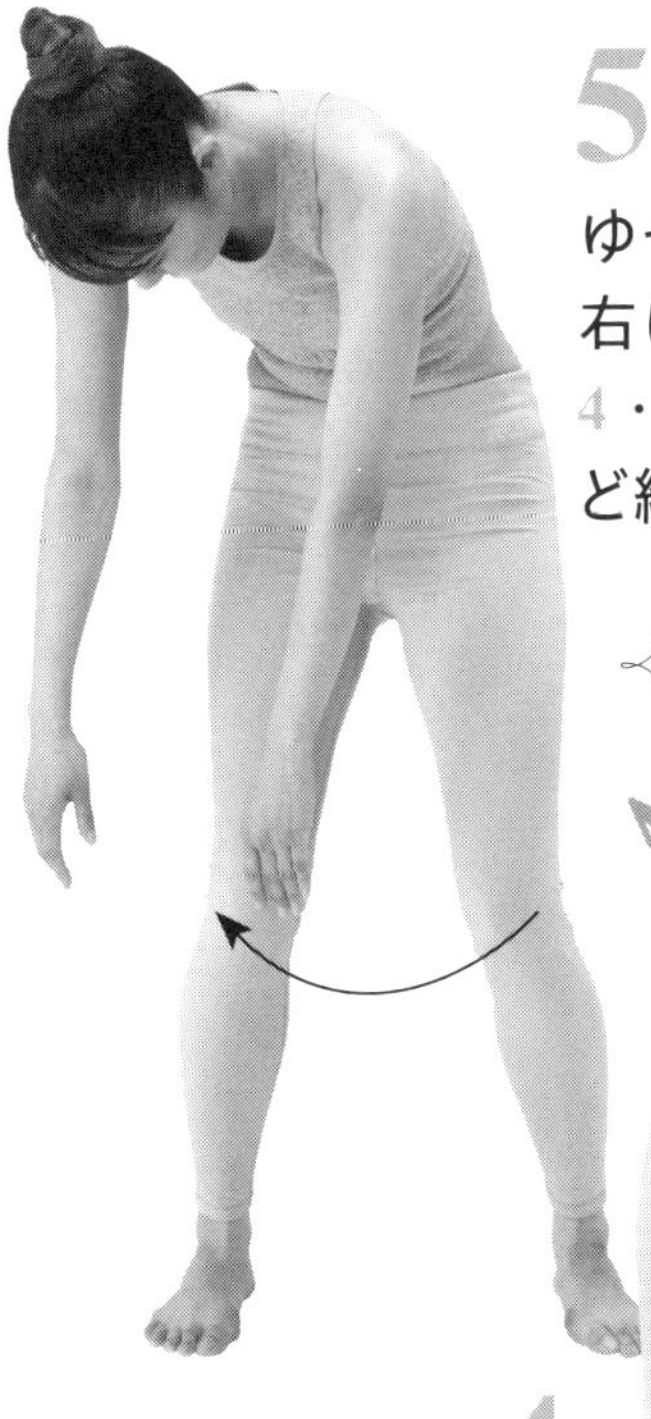

5

ゆっくり体を右に揺らす。4・5を10秒ほど繰り返す

OK!

ぐにゃぐにゃとしたクラゲになったつもりでゆっくりと力を抜いて体を揺らすと効果的!

× NG!

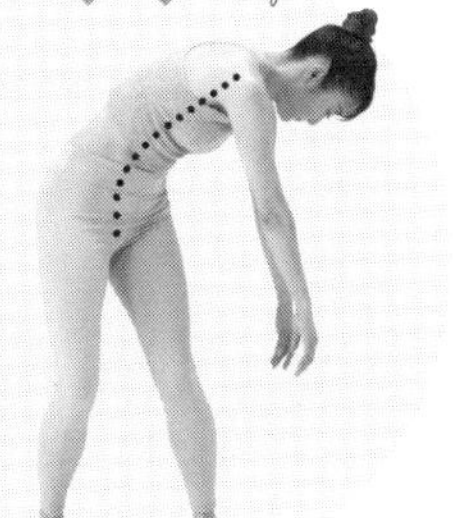

下半身を使って揺らしてしまうと効果が薄れます。背骨を動かすようなイメージで揺らしていきましょう

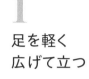

腰痛になりやすい歩き方をしていないかすぐ分かる簡単チェック

▼がに股歩きがO脚と腰痛を招く

突然ですが、歩き方に問題がないかチェックしてみましょう。

みなさんがいつもはいている靴。**この靴の底を見ると、歩き方に問題アリかどうかすぐに分かります。**

かかとの外側だけが、すり減っていませんか?

もし外側がすり減っていたら、要注意です。

というのも、かかとが内側に向いてしまっており、そういった方は、O脚になっている可能性があり、さらには腰痛につながっている可能性があるのです。

腰痛の原因は、腰まわりの付着部筋を含む筋肉を痛めていることである場合が多いのですが、**筋肉を痛める原因として、体が左右に大きくぶれる動作が挙げられます。**

O脚の原因の多くは、まさに体が左右に大きくぶれる動作、歩き方にあります。つまり、**O脚の方にはそうでない方と比べると腰痛持ちが多い**のです。

体が左右に大きくぶれる歩き方とは、**足の裏の外側だけに体重がかかった歩き方のことであり、つまり、がに股で歩くイメージ**です。

そういう歩き方では、地面に右足をついたときには右足の外側だけに、左足をついたときには左足の外側だけに体重がかかりますから、両足を交互に踏み出すたびに体が左右に大きくぶれることになります。

そのぶれの繰り返しによって、腰まわりの付着部筋が傷つけられてしまうというわけです。

若い方と比べて高齢者にO脚の方が多い理由は、その間違った歩き方を長く続けてきた結果、加齢的変化のうえ、足のかたち自体が変わってしまったことにあるのです。

もちろん、前屈姿勢もよくありません。

前屈はただでさえ腰によくない姿勢ですが、その姿勢のまま歩くとなると、足を地面につくたびに大きな負荷が腰にかかることになることは説明不要だと思います。

人間の足のかたちは、正しく歩けるようにできている

私が、人体の神秘だなと思うのは、「親指が大きく、小指が小さい」といった足の形が、腰への負担が少ない正しい歩き方をしやすいようにできているるということです。

小指から親指へと体重移動がしやすいようにできており、なぜ親指が大きいかというと、最終的に重心を乗せやすいようにしているのだと思っています。

それでは、詳しく正しい歩き方を見ていきましょう。

足はまず、かかとから地面につき、体を前方に進めるにつれて徐々に足の裏の外側から小指のつけ根へ体重をかけていきます。

続いて親指のつけ根に体重を乗せて、最終的には親指で地面を蹴るようにしましょう。

さらに、**視線を足元に向けるのではなく、しっかりと前を向きましょう。**

そうすることで、自然と背すじが伸び、前屈姿勢になることを防いでくれます。

次のページから、**正しい歩き方、NGの歩き方**と併せて、ウォーキングや買い物中などで腰に疲労がたまったときに**おすすめのストレッチも写真つきで紹介します**から、ぜひ参考にしてください。

腰を痛めない

正しい歩き方

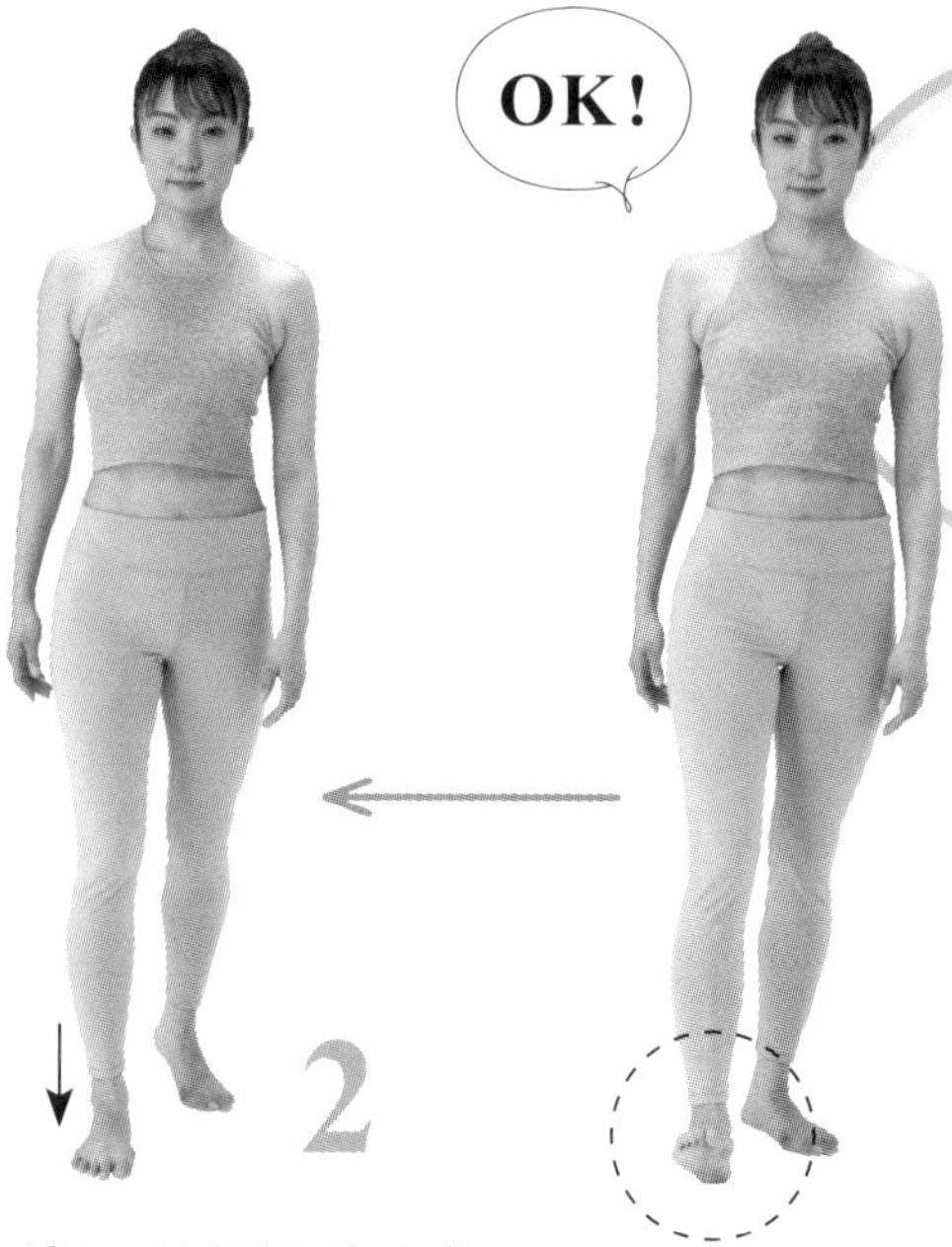

1

かかとから
地面につける

「かかと→小指→親指」の順番に体重をかけることによって、腰への負担が少ない正しい歩き方ができるようになります

2

足の裏の外側から小指のつけ根へ体重をかける

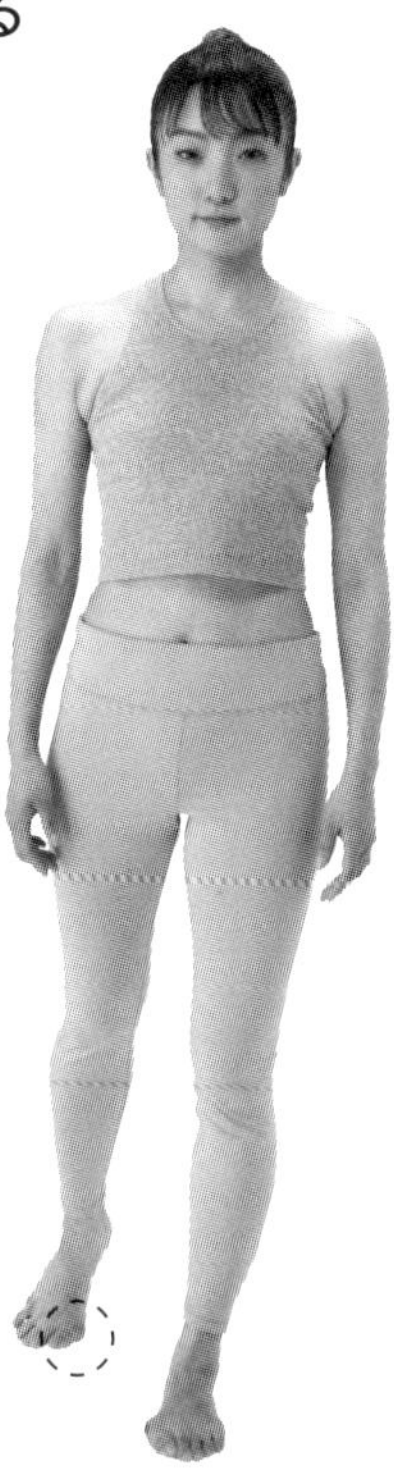

3

親指で地面を
蹴るようにし、
反対側の足を
前に出す

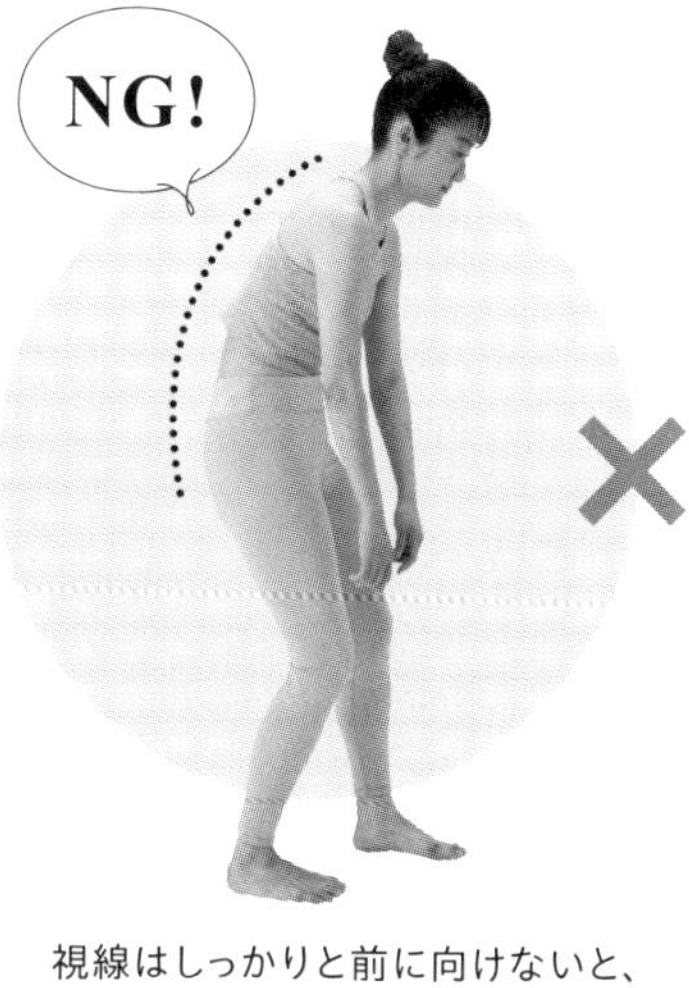

視線はしっかりと前に向けないと、
前屈姿勢になってしまいます

ウォーキングや買い物中に行う

足クロスストレッチ

足をクロスすることで、股関節の前部分がほぐれているのを感じることができます

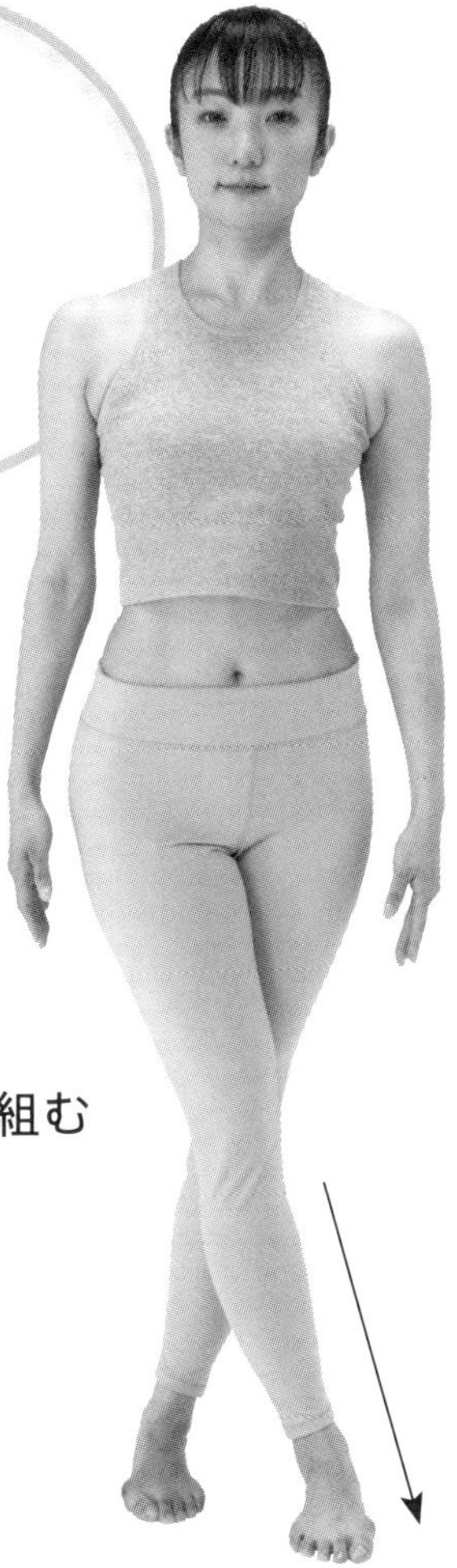

1

足を組む

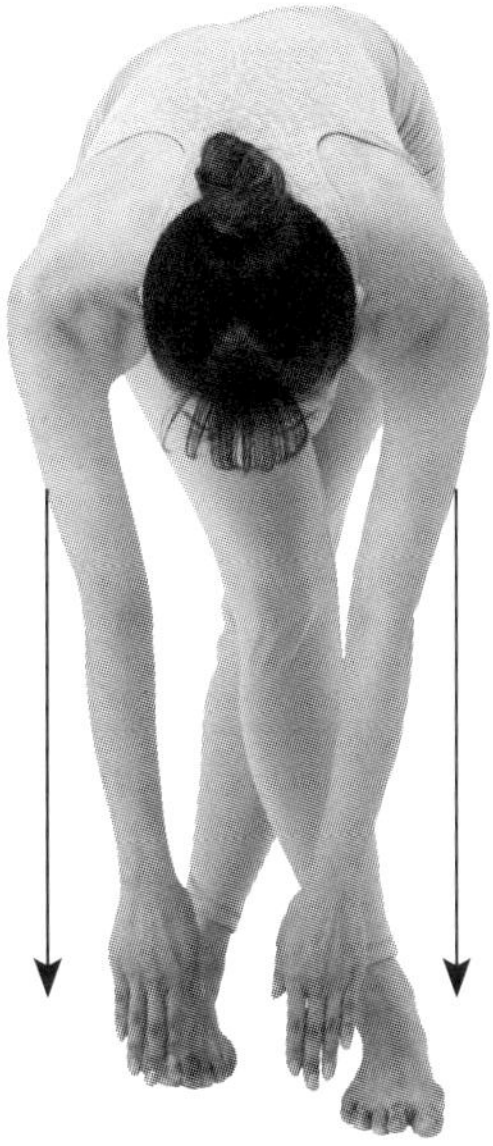

2

前にだら一んと体を倒す。
10秒ほどキープする

楽に思えるサンダルも実はNG 腰によくないはき物とは？

▼土台である足にストレスをかけないはき物をチョイス

問題です。これらのなかで腰にとってよいはき物はどれでしょうか？

●サンダル
●小学校などでよくはかれるような上ばき
●スリッパ
●ヒールの高い靴

●なにかはくより、裸足がいちばんでしょ

答え：全部、×や△

え！　裸足もダメなの？　と思われた方もいらっしゃるのではないでしょうか。

腰を痛めない歩き方をしようと思えば、どんなはき物を選ぶかということも重要なポイントです。

というのも、**足は体のいちばん下にある土台であり、その土台にストレスがかかると上にある体の様々な部位に悪影響が及ぶ**からです。

もちろん、その「様々な部位」には腰も含まれます。

腰を痛めにくいはき物となると、**足の裏のアーチをしっかりと支えてくれるような構造になっているものとなります。**

中敷きにアーチサポートと呼ばれる盛り上がった部分があれば、体への負荷を軽減してくれます。

そういった意味でいうと、**子どものころに学校ではいていた上ばきだとかビーチサンダルのような靴底が薄くてフラットなものは、支えるアーチがないため、腰にとっては微妙**です。

このようなはき物で歩くと、足の裏は強い衝撃を受けます。そして、無意識にその衝撃をなるべく和らげようとするために、正しい歩き方ができなくなります。

そして、**裸足も腰によさそうですが、同様の意味で△なのです。**

さらに、**女性の場合に多い、ヒールが高い靴などは避けたいところ**です。

ヒールの高い靴をはくと、イメージとしては、下りの坂道でずっと立っているような状態になってしまいます。

そうすると、**体のバランスを取ろうとして、腰を後ろに反らそうと無意識になってしまいます。**

結果として、反り腰になりやすいのです。

どうしてもはかなければならないということもあるかとは思いますが、着用時間はできる限り短くし、「ほぐすトレッチ」をするようにしてみてください。

また、外出時には、できればアーチを支えてくれるようなスニーカーを中心に選ぶことができればベストです。

仕事の関係などで、それが難しいようなら、**ご自宅用だけでも、アーチサポート付きのスリッパなども販売されていますから、そのようなものをはくとよいかと思います。**

なお、足の裏のアーチの高さなどは人それぞれですから、本当に腰を痛めないはき物を選ぶためには、専門家に選んでもらうのがベストでしょう。

メーカーによっては、個々の足を計測してそれぞれに合った靴を提案してくれたり中敷きをオーダーメードできたりするサービスもあるようです。

階段の上り下りでのポイントは「1、2、1、2」の「号令」

▼階段の上り下りは腰にとって危険な行為

腰痛がひどいときだと、**階段などの段差の上り下りにも一苦労……という方もいらっしゃるのではないでしょうか。**

実際、平坦な道を歩くことに比べ、**階段の上り下りでは、みなさんの想像以上に大きな負荷**が体にかかっています。

たとえば膝にかかる負荷でいうと、平坦な道を歩いているときには体重の2～3倍の負荷がかかるのですが、**階段の上りの場合は3～5倍。下りになるとさらに増えて、なんと体重の4～6倍の負荷がかかる**というデータがあります。

腰に関してはこのような明確な数字を伴った研究データはありませんが、**膝と同様に、階段の上り下りでは腰にも大きな負担がかかっている**ことは間違いありません。

また、そもそも**膝への負荷が増えるということは、腰痛のリスクも高まるということを意味します。**

腰痛は、様々な体の不具合と連動しているものです。その典型が膝の痛み。腰が痛いためにそれをかばおうとしてバランスが崩れた体の使い方になって膝を痛めることもあれば、**逆に膝が痛いためにそれをかばおうとして腰を痛めることもあります。**

また、階段を上り下りするときにはどうしても前かがみになりがちです。

まっすぐ前を見て背すじを伸ばして階段を上り下りする人はなかなかいませんよね。前屈姿勢になると、腰の負担が大きくなるというのはこれまで何度もお伝えしてきたことです。ただ、階段では足元を見なければ危険ですから、前かがみになるのは仕方ない部分もあります。ですから、**手すりをしっかり握り、足元を確認しつつも、極端な前屈姿勢にならないように意識することがポイント**になります。

▼「よっこいしょ」はバカにできないワケ

それから、急激に筋肉が収縮することも、階段の上り下りが危険な理由です。
では、どうすればいいのでしょうか。私からは、**「よっこいしょ」と口に出して言うことをおすすめします**（恥ずかしい！　という方は心のなかでもＯＫです）。**付着部筋を含む筋肉は、急に体を動かすといった「不意をつかれた動き」によって痛めやすい**ものです。

自分にとっては階段を上り下りしようとすることは不意な動きでもなんでもありませんが、**筋肉にとってはそうとは限りません。ただ階段を上る、下りるということが、筋肉からすると「え？　急にそんなことするの？」**と不意をつかれた動きになってしまうこともあるのです。

そこで、「よっこいしょ」の出番です。

「よっこいしょ」と意識的に口にすることで、筋肉や関節に向かって**「よし、今から動くよ！」と号令をかける**のです。そうすることで筋肉や関節は階段を上り下りするための動作の準備ができ、不意をつかれることがなくなります。

階段の上り下りの場合だと、「よっこいしょ」だけではなく、**1歩1歩に合わせて「1、2、1、2」と号令をかけるのもいいかもしれません。**

また、「よっこいしょ」などの号令は、荷物を持つようなときなど、ほかの動作の際にもとても有効ですから、ぜひ使ってほしいと思います。

特に60代以上の方には、階段を上るときには「膝を高く上げる」ことも意識していただけたらと思います。というのは、体の衰えによって自分が思っているより膝を上げられていないということがよくあるからです。

そうして**つまずいて転倒し、ケガをしたり腰を痛めたりすることが少なくありません。手すりをしっかり握って、極端な前屈姿勢にならないよう注意しつつ、号令をかけながら膝を高く上げる。これが、腰痛持ちの方にとっての階段攻略のコツ**です。

発車時やブレーキに要注意！電車では必ず手すりをつかんで立つ

▼ドア脇で体を壁に預けるのがベスト

電車に乗ることも、腰痛持ちの方にとっては危険が伴う行為です。**急ブレーキなどによって、付着部筋を含む筋肉にとってはそれこそ不意をつかれた動きをしてしまう**ことがあるからです。

では、どのようにして電車に乗ればいいのでしょうか。**いちばんマシなのは、電車のシートに座ることです。**

シートへの詳しい座り方についてはP146で解説する椅子の座り方のパートを読んでいただくとして、ここでは電車での立ち方について解説します。

多くの方が想像できると思いますが、よくない立ち方は、つり革や手すりなどにつかまることなくただ立つというものです。

これでは、電車の発車時やブレーキがかかったときなどには腰に大きな負荷がかかりますし、たとえ腰痛持ちではない方であっても転倒の危険性が高まります。

ですから、まずはつり革や手すりにつかまってください。

そのうえで、背すじを伸ばし、横から見たときに耳と肩と股関節が垂直の一直線上にあるような姿勢でまっすぐに立ちましょう。

電車での立ち方に限った話ではありませんが、この姿勢こそが腰の負担がもっとも小さくなる姿勢なのです。

また、ドア脇の場所を確保できるとベストでしょう。シートの端にある仕切り板や壁に体を預けることができれば、腰の負担を軽減できます。

もちろん、体を斜めに傾けすぎてしまっては、逆に腰の負担を増やすことになりますが、**なるべく直立に近い姿勢で仕切り板や壁に体を預ければ、体重を分散することができて腰の負担を軽減できます**し、転倒のリスクを減らすこともできます。

腰を痛めない電車での立ち方

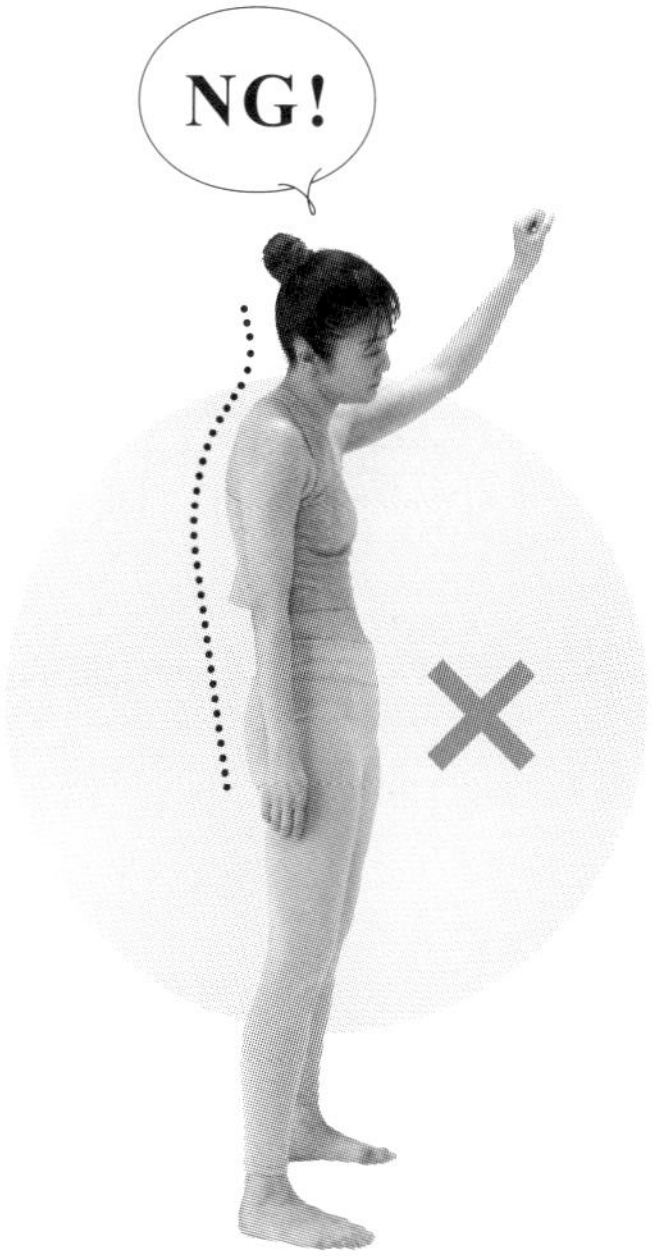

手すりはあくまでも補助。手すりに体重を預けすぎると、このような姿勢になりがちです

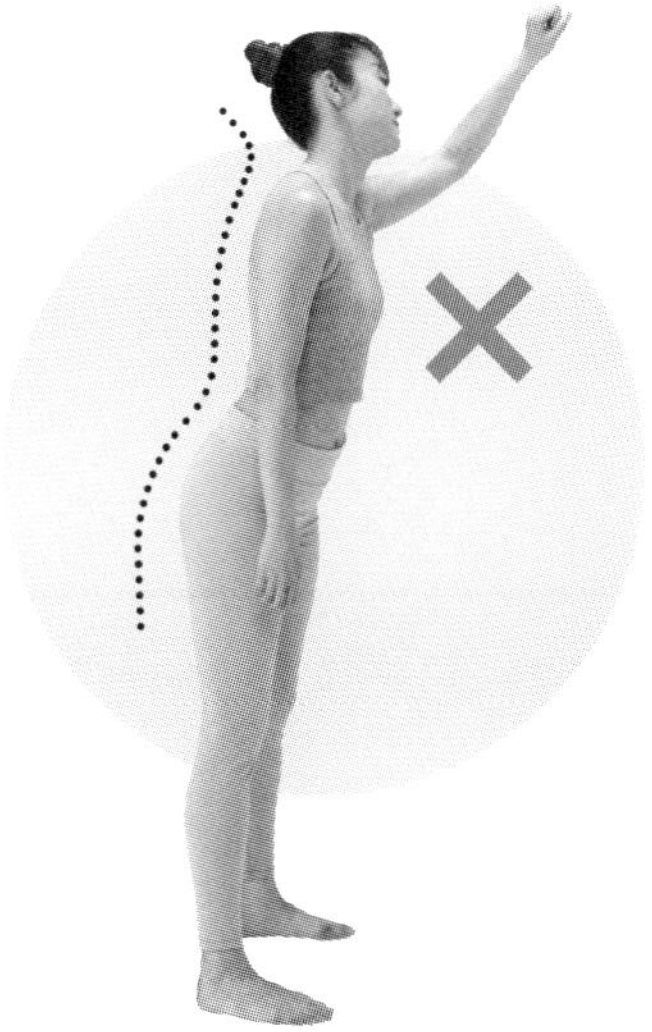

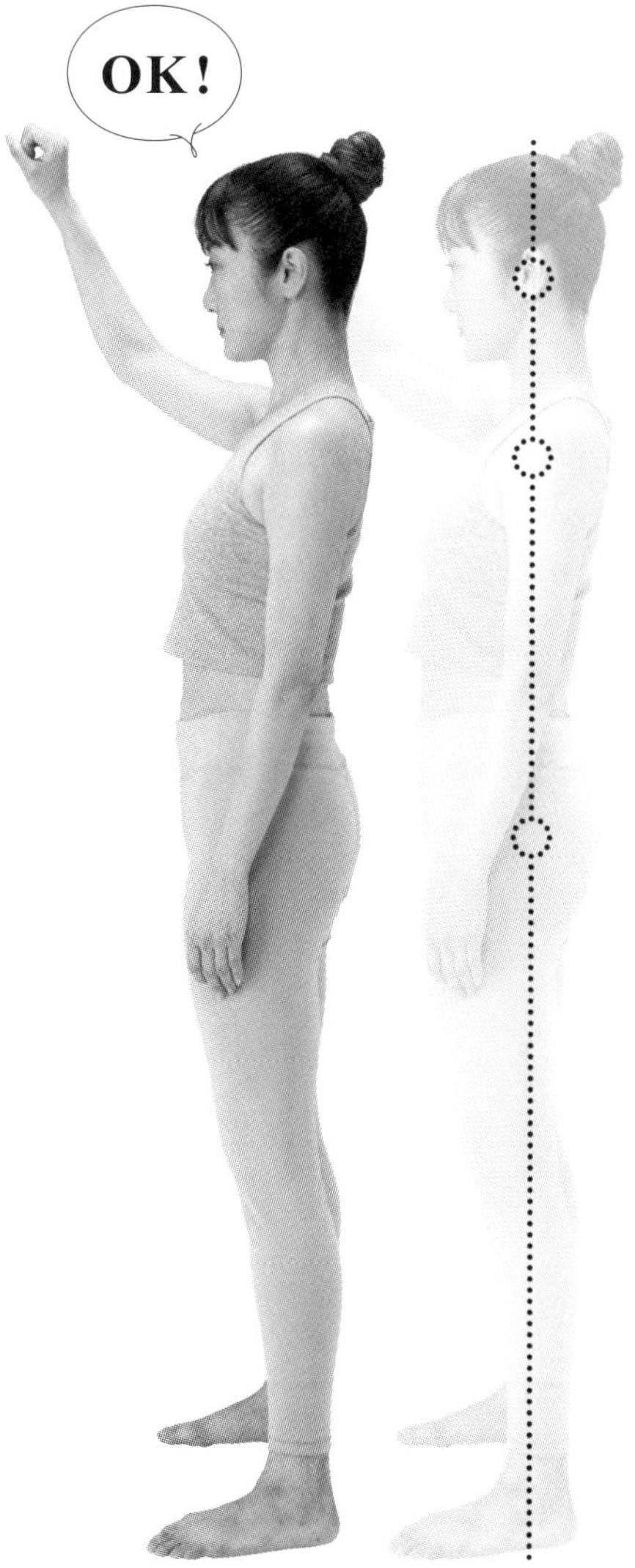

つり革や手すりにつかまります。そして、背すじを伸ばし、横から見たときに耳と肩と股関節が垂直の一直線上にあるような姿勢が理想

「腰トントン」って本当に意味があるの？

▼意味がないわけではないが、効果は薄い

腰が凝ったとき、多くの方がこぶしでトントンと腰をたたきます。この行為に意味があるかというと、軽い力の場合なら少なからず効果があります。マッサージのように、血行を促進することになるからです。

でも、**姿勢自体は変わりませんから、根本的に治す効果はありません。**

つまり、**「意味がないわけではないが、効果は薄い」**ということになります。腰が凝ったときには、腰トントンの代わりに左ページで紹介するストレッチを行ってください。

腰が凝ったときに
「腰トントン」の代わりに行う

どすこい
ストレッチ

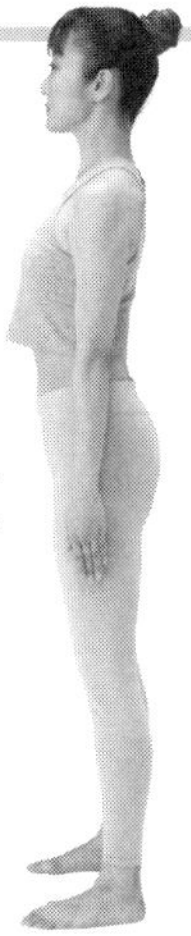

1

足を軽く
広げて立つ

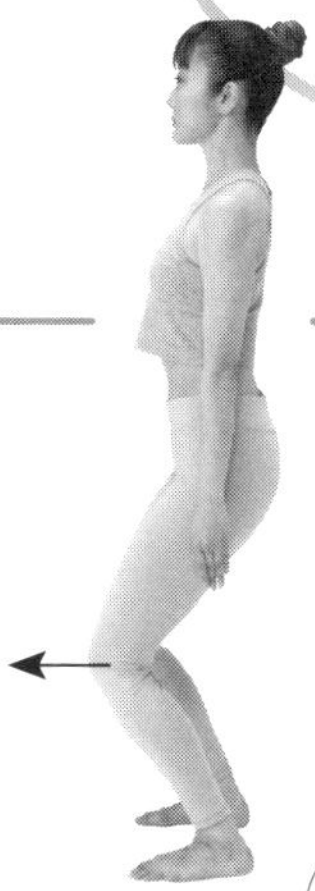

2

膝を軽く
曲げる

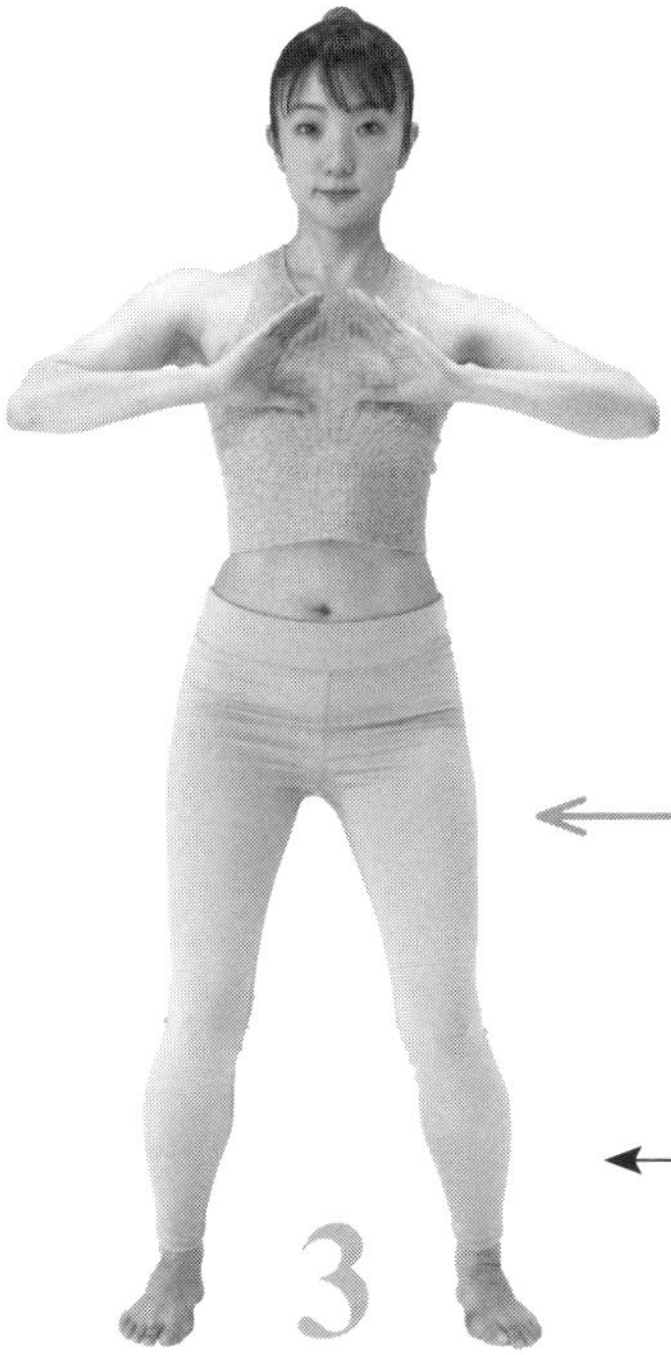

3

胸の前で手のひらを
前に向ける

OK!

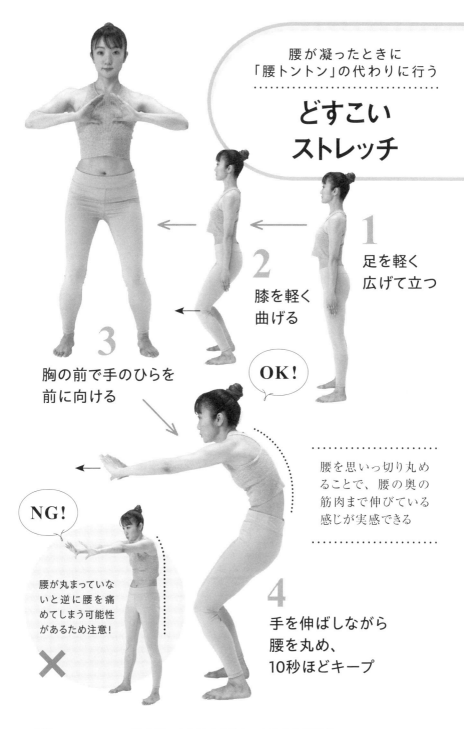

腰を思いっ切り丸めることで、腰の奥の筋肉まで伸びている感じが実感できる

4

手を伸ばしながら
腰を丸め、
10秒ほどキープ

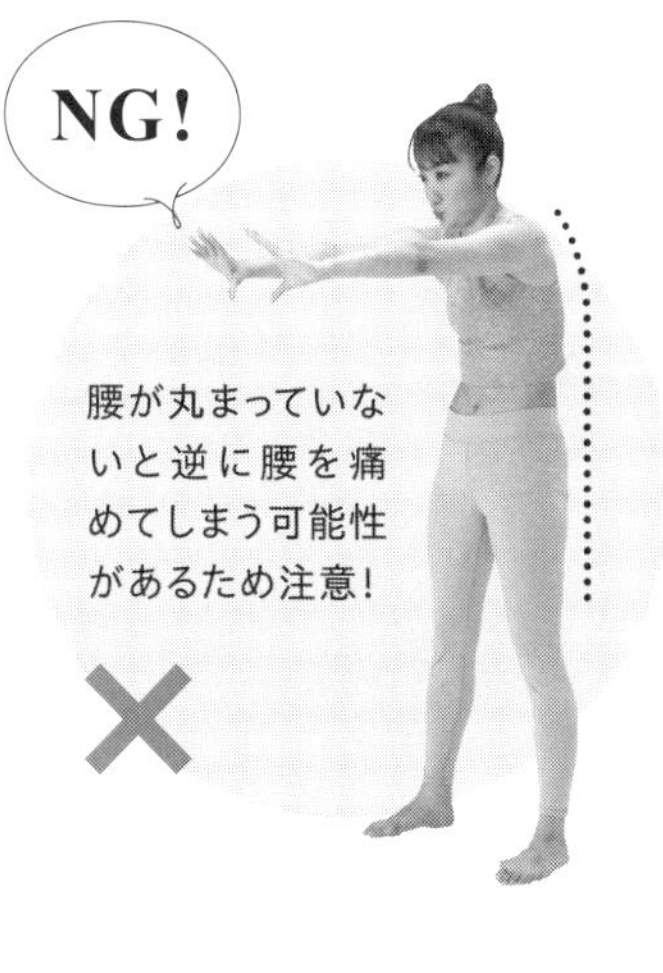
NG!
腰が丸まっていないと逆に腰を痛めてしまう可能性があるため注意!
×

基本は浅く、電車では深く 腰を痛めない「椅子」の座り方

▼椅子には背すじを伸ばして浅く座る

日常的な動作でいうと、「座り方」も重要です。座り方によっては腰に大きな負荷がかかることになるため、まずは、「椅子」の座り方について解説します。

おすすめしたいのは、背すじを伸ばし、横から見たときに耳と肩と股関節が垂直の一直線上にあるような姿勢で座ること。この姿勢が、腰の負担がもっとも小さくなる座り方です。

そして、座面の前側に浅く座りましょう。

椅子に深く座ると、たとえばデスクワークをしているようなときには、どうしても前屈しがちです。

耳と肩と股関節のラインがずれてしまい、腰の負担が増してしまうのです。

でも、浅く座っていると体を支えるものがなく不安定になり、疲れてしまうこともありますよね。**そういう場合には、クッションなどを腰と背もたれの間に入れてみましょう。**

クッションが体を支えてくれますから、椅子に長時間座っていても疲れにくくなります。

今お伝えしたように、浅く座るのが基本ではありますが、例外もあります。

電車でシートに座る場合には、深く座ることをおすすめします。浅く座っている場合、電車の発車時やブレーキのときに体が大きく揺れて腰を痛めることになりかねないからです。

電車では深く腰掛け、背もたれにしっかりと腰をつけて揺れに対処できるようにするといいでしょう。もちろん、耳と肩と股関節が一直線上に並ぶように意識することも忘れてほしくないポイントです。

また、日常生活では、なるべく腰の負担が小さくなる椅子を選ぶことも大切です。ただ、体のサイズは人それぞれですから、最適な椅子も人によって異なります。**家具店などで実際に椅子に座ってみて、自然に耳と肩と股関節が一直線上に並ぶような椅子を選びましょう。**

ちょっと特殊な椅子を選んでもいいかもしれません。たとえば、「バランスチェア」といった名前で売られている椅子もあります。座面がやや前に傾いていて膝の前にクッションがあるために、意識せずとも正しい座り方ができる椅子です。

あるいは、「腰痛クッション」といった商品もあります。これは、椅子の座面に置いて使うクッションで、自然に正しい座り方ができるよう、お尻になじむ形状になっている優れものです。

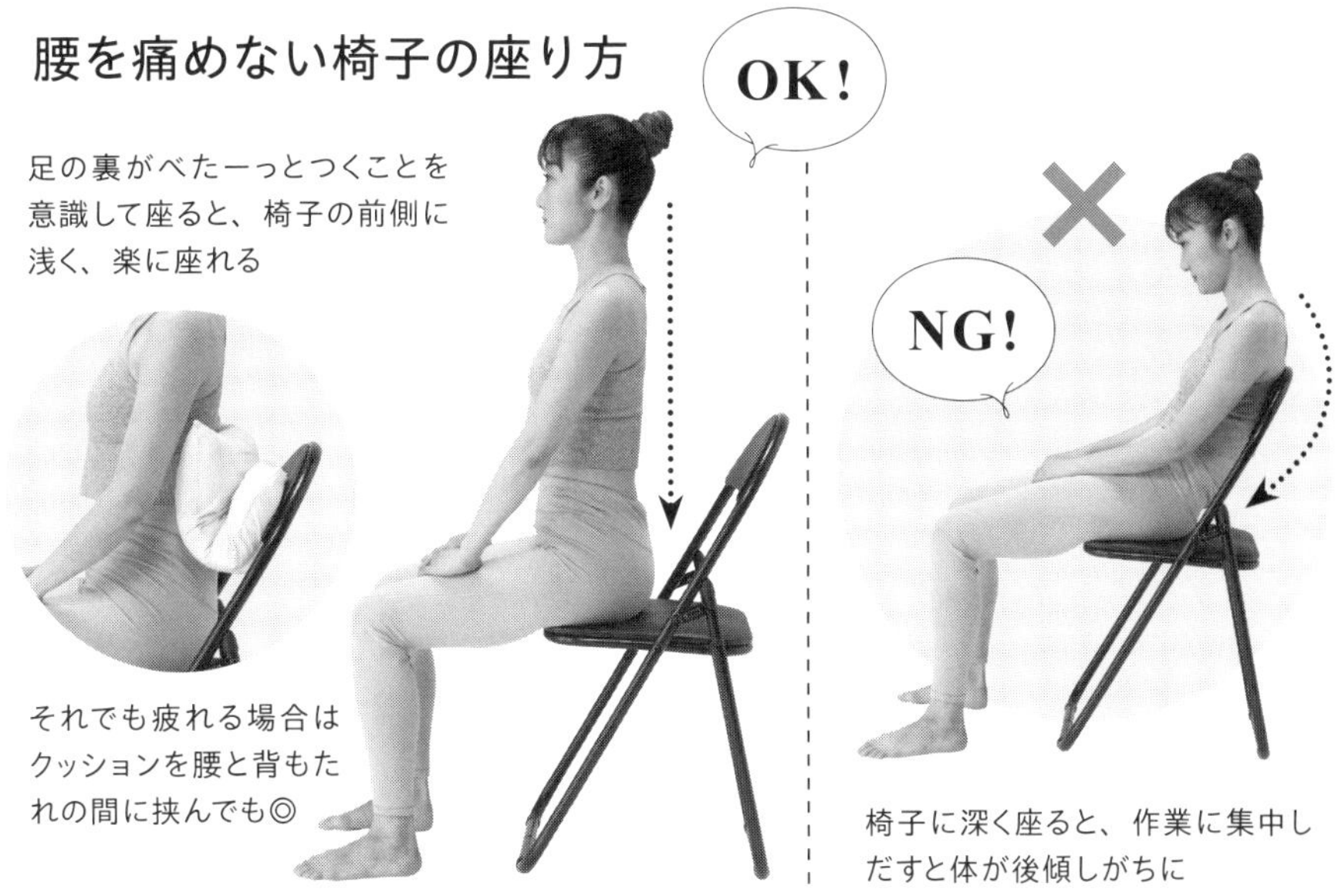
腰を痛めない椅子の座り方
OK!
足の裏がべたーっとつくことを意識して座ると、椅子の前側に浅く、楽に座れる
それでも疲れる場合はクッションを腰と背もたれの間に挟んでも◎
NG!
椅子に深く座ると、作業に集中しだすと体が後傾しがちに

一方で、**絶対におすすめできないのが座椅子。**足を前に投げ出すようなかたちで座椅子に座ると、体はバランスを取ろうとしてどうしても前屈してしまいます。そうして腰を痛めてしまうのです。

それなら座椅子の背もたれに体重をかければいいかというと、これもよくありません。今度は逆に体が後傾することとなって、やはり耳と肩と股関節のラインがずれてしまいますし、長時間座っているとずるずると下半身が滑って前に進み、体はさらに後傾してしまいます。

正解は日本の伝統にあった！「床」への正しい座り方

▼「正座」は、文字どおり正しい座り方

正しいに座るで、「正座」と書きます。その名のとおり、床に座ることにおいては、まさに正しい座り方です。その際に、意識すべきことは同じ。**耳と肩と股関節が垂直の一直線上に並ぶように座る。椅子に座っていても、床に座っていても、このポイントは変わりません。**

一方、**NGの座り方は、足を前に投げ出す座り方や、女性に多い「横座り」と呼ばれる座り方。**前者は前後に、後者は左右にバランスが崩れ、腰の負担が増えます。

腰を痛めない

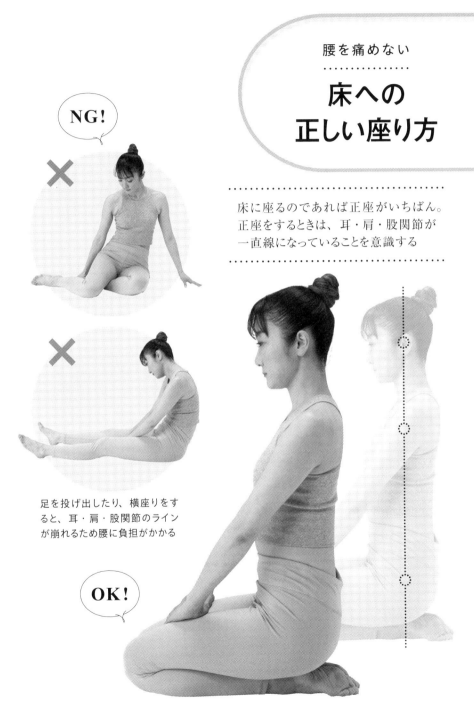

床への正しい座り方

床に座るのであれば正座がいちばん。
正座をするときは、耳・肩・股関節が
一直線になっていることを意識する

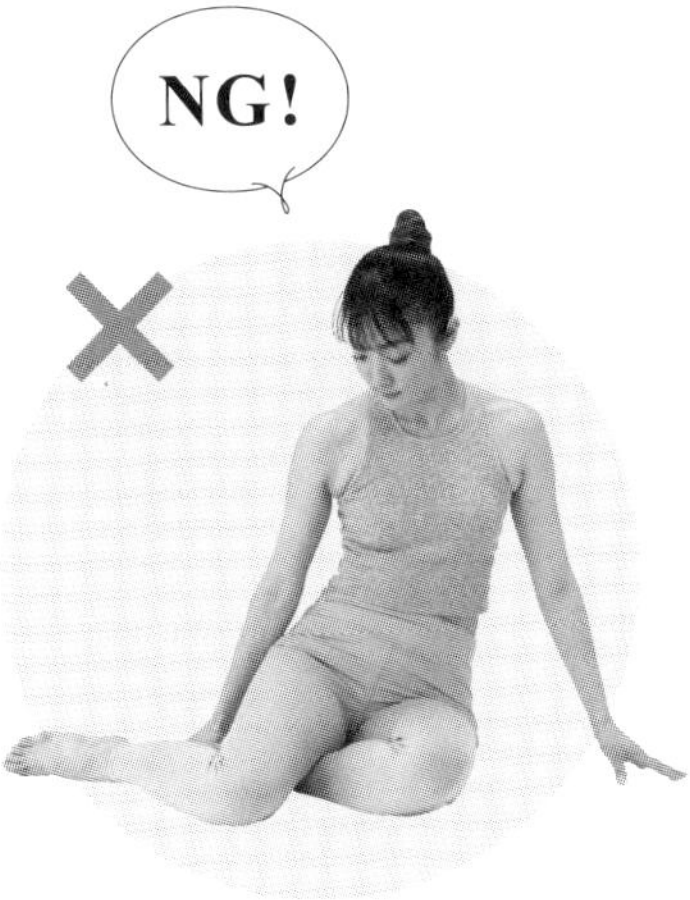

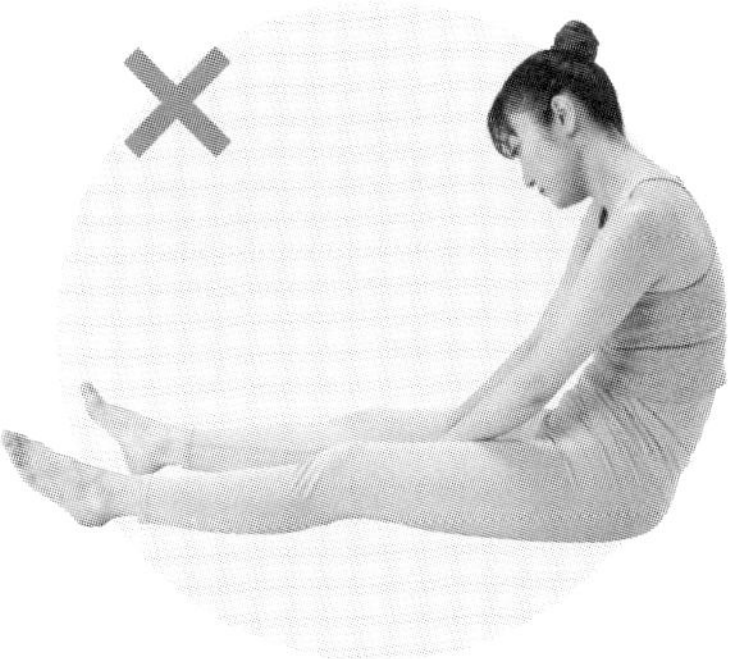

足を投げ出したり、横座りをすると、耳・肩・股関節のラインが崩れるため腰に負担がかかる

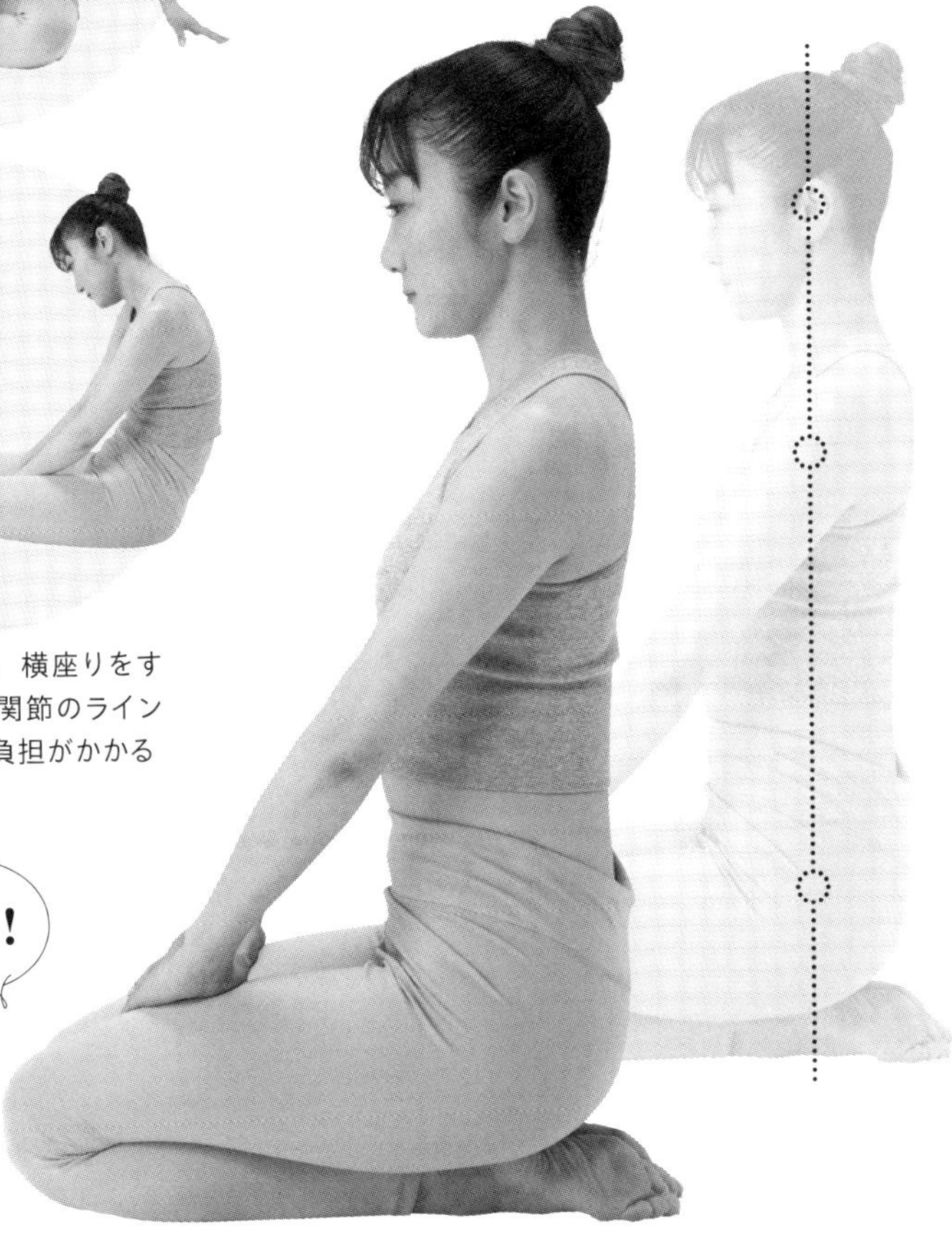

いきなり立ち上がるのはご法度！椅子から立つコツは「ゆっくり・体重分散」

▼体の真下に足を置いて、ゆっくり段階を踏む

椅子にジーっと長時間座り続けて疲れてきて、「少し休けいしようか」と立ち上がるそのとき。グキッと腰をやってしまった……。これが椅子から立ち上がるときにありがちな腰を痛めるパターンです。

やったことがある……という方もいらっしゃると思います。

こうならないためにも、ここでは椅子からの立ち上がり方について解説します。

その基本は、**「ゆっくり段階を踏む」**ということ。

立ち上がること以外のあらゆる動作にもいえることですが、**付着部筋を含む筋肉にとっては、急な動作、そしてその初動がもっとも危険**です。

まずは、**立ち上がるときには足をなるべく体の真下に入れるようにしましょう。**

試しに、足を前に投げ出した状態から立ち上がろうとしてみてください。「エイッ！」と反動をつけて強い力を使わないと立ち上がれないはずです。まさに筋肉を痛めやすい急な動作をしてしまうことになりますし、腰にとって負担が大きい前屈姿勢をとらざるを得ません。**座面の下に一度足を引きましょう。**

そこから、**体重を分散させることを意識しながら、立ち上がってみてください。**

足腰が弱っている方の多くは、杖を使いますよね。それは、2本の足だけでなく杖を加えた3点に体重を分散させたほうが腰や足への負担が減るからです。

ですから、椅子から立ち上がるときにも、杖を使うのと同じようにできるだけ体重を分散させるわけです。肘掛けがない椅子なら座面に手をついてもいいですし、テーブルやデスクに手をついてもいいと思います。

テレビに夢中になっているうちに腰を痛める！「テレビ腰」はどう回避すればいい？

▼テレビの正面に座り、一定時間ごとに姿勢を変える

リビングのソファにダラーッと寄りかかり、お菓子やジュース・お酒をつまみながらテレビ画面を見る……。

リビングでリラックスしたい！　となると、こうやってダラダラするという方も多いのではないでしょうか。

長い時間を費やすため、テレビを見るときに間違った姿勢でいると腰を痛めるリスクが高まります。

テレビに夢中になって、ソファにもたれていたら、いつの間にか腰がジンジンする……そんな**テレビ腰ともいえる状況を回避するにはどうすればいいでしょうか。**

姿勢の前に**まず意識してほしいのは、テレビの正面に座るということ。**

たとえば、テレビが真正面ではなく、椅子の横にある場合、体をねじって見なければならないですよね。

その際、腰がねじれるようなかたちになり、腰を痛めやすくなってしまうのです。

また、そもそもの話でいくと**ソファはあまりおすすめできません。**

本来なら、耳と肩と股関節が垂直の一直線上に並ぶのが腰にとってもっともいい姿勢だからです。

ただ、背中と腰の全面を背もたれにしっかりとくっつけていれば、垂直ではないものの耳と肩と股関節は一直線上にありますし、体重を背もたれに預けられますから、それほど悪い姿勢というわけではありません。

でも、ソファにはダイニングチェアなどの椅子と比べると柔らかいものが多いですよね。

そのため、**腰が沈み込んでしまい、耳と肩と股関節をつなぐラインが崩れてしまうのです。**

もしソファを使うのであれば、**比較的硬めのもので、背もたれに寄りかかったときにも耳と肩と股関節が一直線上に並ぶような姿勢**のとれるものをチョイスしてください。

それから、**一定時間ごとに姿勢を変えることも意識してほしいと思います。**

おすすめは、ＣＭごとに立ち上がって軽く運動すること。

たとえばＣＭになるたびに立ち上がってちょっとしたストレッチをするのでもいいですし、冷蔵庫になにか飲み物を取りにいく、といった簡単に歩くようなことでも構いません。

ほんのちょっと、**姿勢を変えるだけでもテレビ腰は回避することができます。**

同じ姿勢をとり続けることは、腰にとっては危険な行為。**付着部筋を含む筋肉など体の様々な部分が凝り固まってしまって柔軟性を失い、腰痛を引き起こしやすくなるからです。**

動画配信サービスで映画を見る場合などにはＣＭはありませんが、一定時間ごと、あるいはストーリーの切りがいいところなどで姿勢を変えてほしいと思います。

逆に腰を痛めることになる？ コルセットの使用に要注意

▼コルセットが腰まわりの筋肉を怠けさせてしまう

腰痛持ちなら、「コルセット」を使っている方も多いはずです。しかし、驚く方もいらっしゃるかと思いますが、**実はこのコルセットが逆に腰にはよくないという面もある**のはご存知だったでしょうか。

コルセットの役割は、筋肉の代わりに腰まわりをしっかり安定させることにあり、そうして腰痛を防いでくれています。

そもそも、**腰まわりを安定させるには、「腹圧」が重要なカギを握っています。**

腹圧とは文字どおり「お腹の圧力」のこと。内臓があるお腹のなかの空間である「腹腔《ふくこう》」は、腹筋や多裂筋といった腰まわりの筋肉の収縮によって、その内部の圧力が高まります。**内側からお腹がパンッと張ったような状態をつくり、それによって腰まわりを安定させる**わけです。

コルセットは、腰をギュッと締めつけることで、それら腰まわりの筋肉の代わりをしてくれます。そうするとどうなるかというと、**筋肉からすれば、「あれ？　自分は必要ないのかな？」と、どんどん怠けて衰えてしまうのです。**

もちろん、圧迫骨折などの場合には絶対安静が必要ですから、コルセットでがっちりと腰を固定しなければなりません。

しかし、そういったケースでなければ、**長期間にわたってコルセットを使用することで、かえって腰まわりの筋肉を衰えさせて腰痛を悪化させることにもなりかねない**のです。

コルセットが有効かどうかは腰痛の原因や程度にもよりますから、コルセットの使用についてはぜひ専門医に相談してほしいと思います。

整骨院で出される湿布には効果がない？

▼整骨院で出す湿布は「医薬品」ではない

また、コルセットと同じように、**多くの人が「腰にいい」と神話のように信じているものには、「湿布」も挙げられます。**

もちろん、すべての湿布に意味がないというわけではありません。

ただ、**整骨院などで出される湿布には腰痛を和らげる効果は整形外科医が出すものと比べると、期待できません。**なぜなら、整骨院では処方箋《しょほうせん》を出すことができないため、**そこで出している湿布は「医薬品」ではない**からです。

メントールによってひんやりと感じたり、清涼感のある香りがあったりすることで、

「気持ちいい」と感じることはあっても、それ以上でもそれ以下でもなく、根本的な痛みの原因を和らげることは難しいでしょう。

一方、整形外科医など医師が出す湿布は「医薬品」です。含有成分の種類は様々ですが、それらの成分は抗炎症作用を持っています。

「痛み」とは、「炎症」のこと。その「炎症＝痛み」を、薬である湿布によってとることができるのです。

もちろん、**痛みをとったからといって、腰痛の根本的な原因をなくすことはできません。**

しかし、**根本的な原因をなくすためにも、まずは痛みをとることが大切です。**本書で紹介しているストレッチを行って腰痛を治そうというのに、つねに強い痛みがあったらどうでしょう？　満足にストレッチをすることもできませんよね。

いずれにせよ、整骨院で出される湿布には治療という面では効果がないことを知っておいてほしいと思います。

デスクワーク時に心がける姿勢と効果的なストレッチ

▼**こまめに姿勢を変えるためにもストレッチを！**

戦国時代の武将たちは、戦時には25～40kgほどの重さの甲冑《かっちゅう》を身に着けていました。こんな重いものを身に着けていると、腰痛になりそうなものですが、**戦国武将はあるもので腰への負担を軽くしていたといわれています。**

その秘密が、**「椅子」**です。

「床几《しょうぎ》」と呼ばれる椅子に腰掛け、その際に足を左右に開いて骨盤を立てることによって腰への負担を軽くすることができていました。

戦国武将からすれば、**「勝負座り」**といってもいいかもしれませんね。

現代における、**仕事中の勝負座り**もこれにならうことができると思います。

基本は、P146で解説した椅子の座り方で詳しく解説したとおりですが、そうすると**骨盤を立たせることができます。さらに、足を左右に開いて座ることで、骨盤の位置も左右水平になりやすいため、腰の負荷が軽減されます。**

さらに、**こまめに姿勢を変えることを忘れないでください。**仕事となると、どうしても長い時間座ったままの同じ姿勢をとりがちです。そうなると、腰まわりをはじめとした体が凝り固まって柔軟性を失い、腰痛を発症しやすくなります。

そうならないためにも、**書き物やデスクワーク中には、次のページから紹介するストレッチを一定時間ごとに行うことをおすすめします。**

書き物や
デスクワーク中に行う

貧乏ゆすりストレッチ

1 椅子に座る

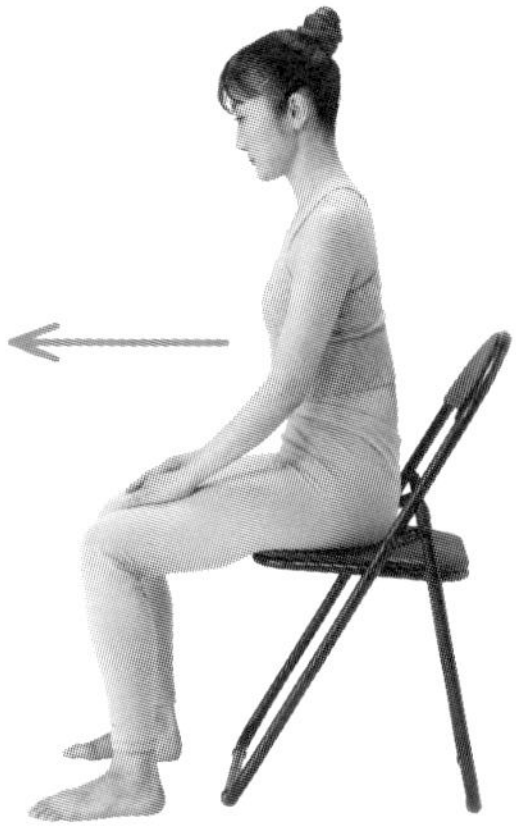

2 右に体重をかけながら左のお尻やかかとを上げる

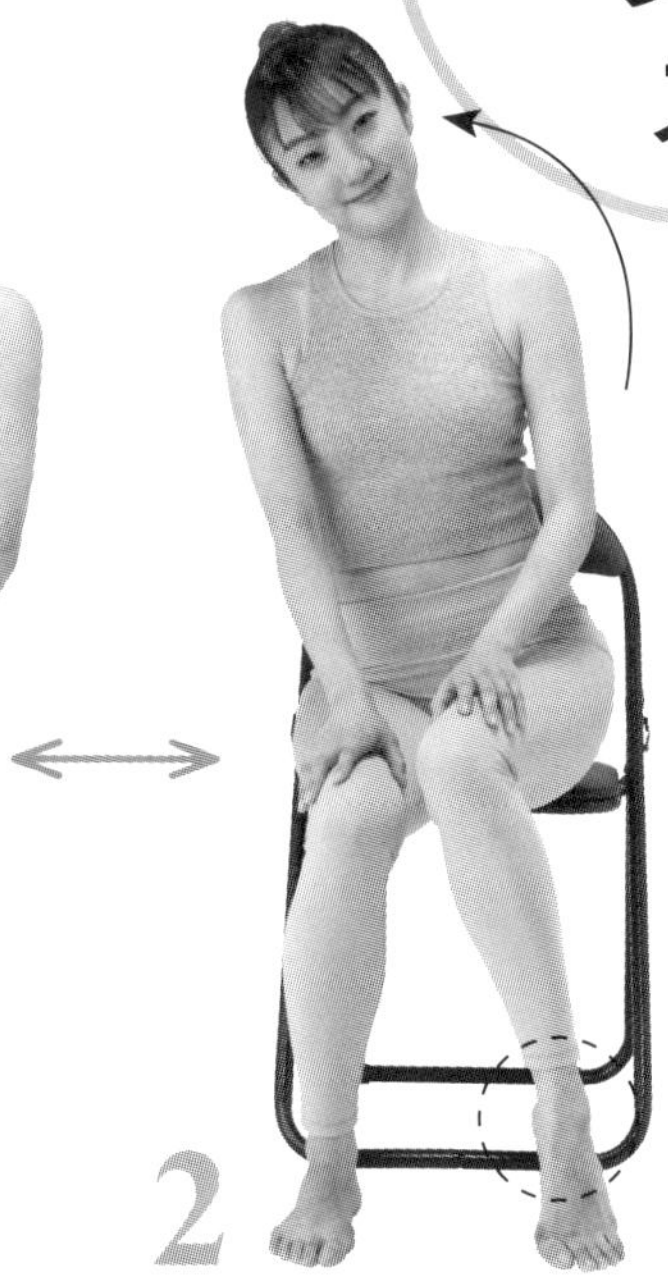

3 左に体重をかけながら右のお尻やかかとを上げる。2～3を10秒ほど行う

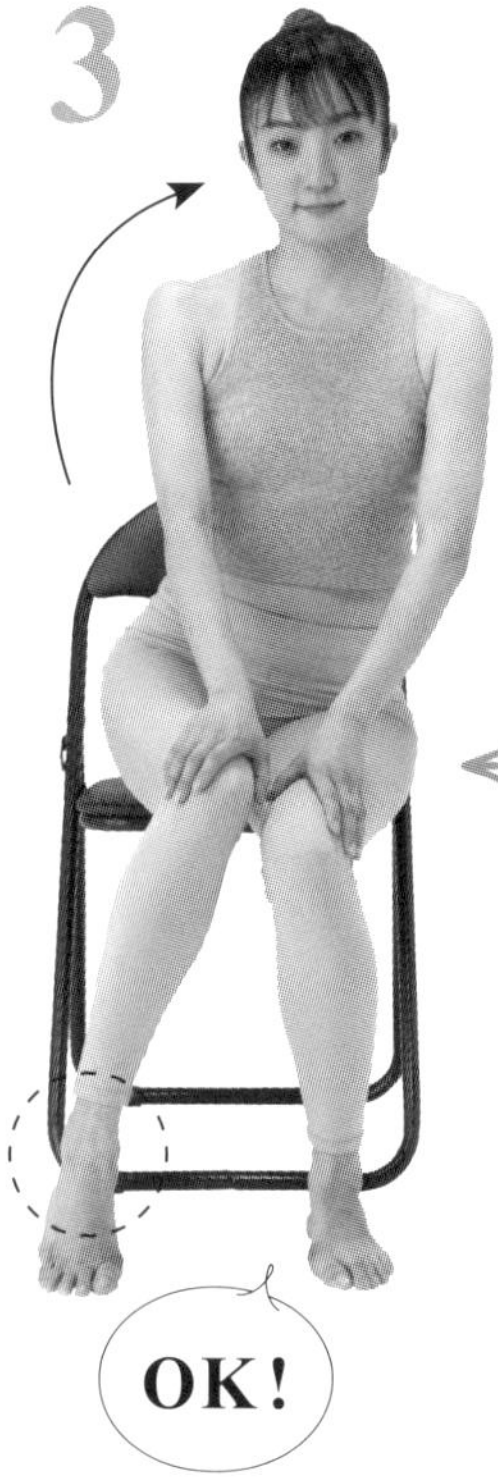

ゆっくりとゆらゆら左右に揺れるだけ! それだけでも付着部筋をほぐすことができます

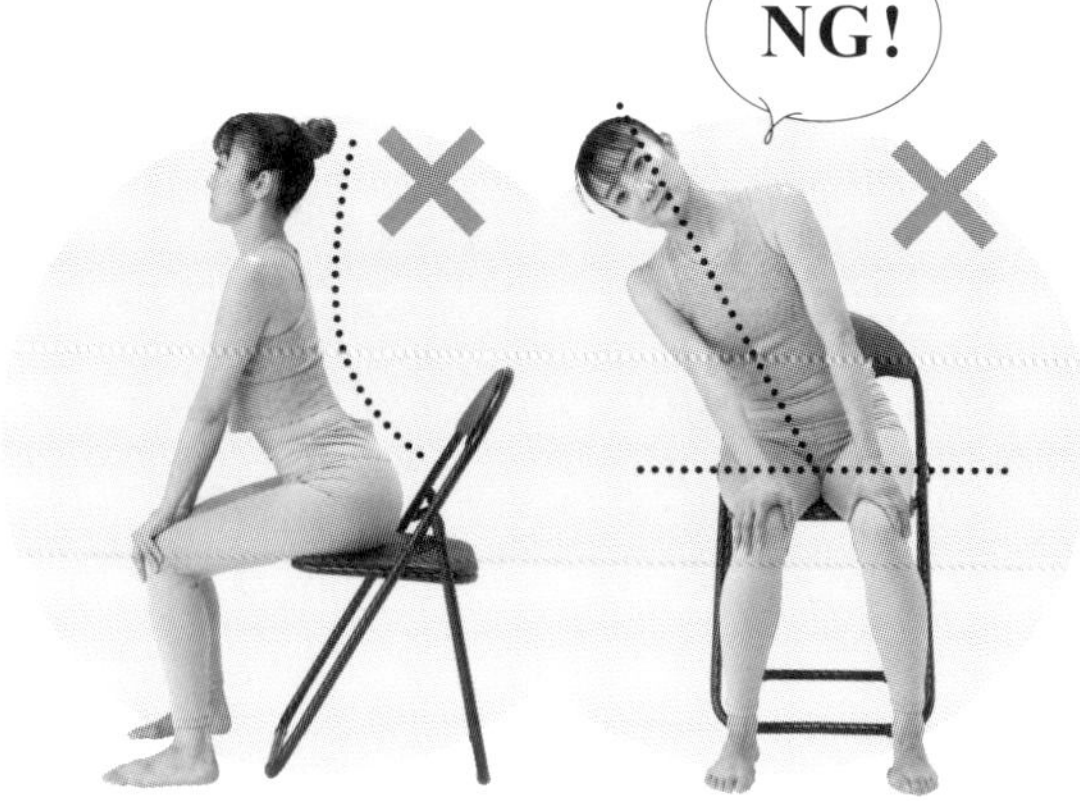

お尻やかかとがべたーっと椅子についた状態だと胸から上だけが揺れている状態に。
また、反り腰で揺らすと逆に腰に負担をかけてしまいます。

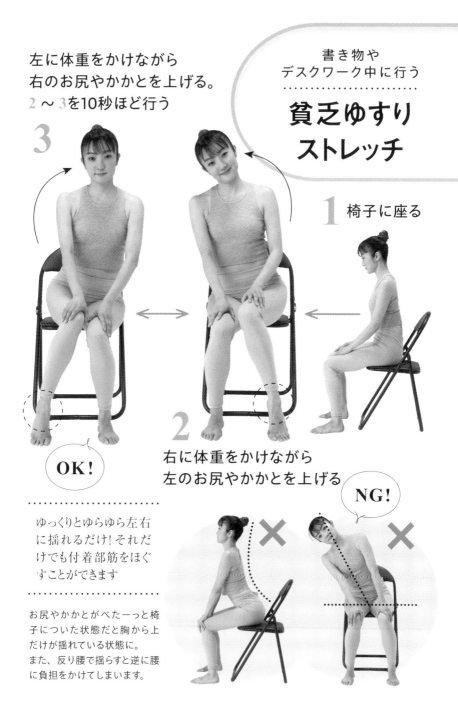

書き物やデスクワーク中に行う

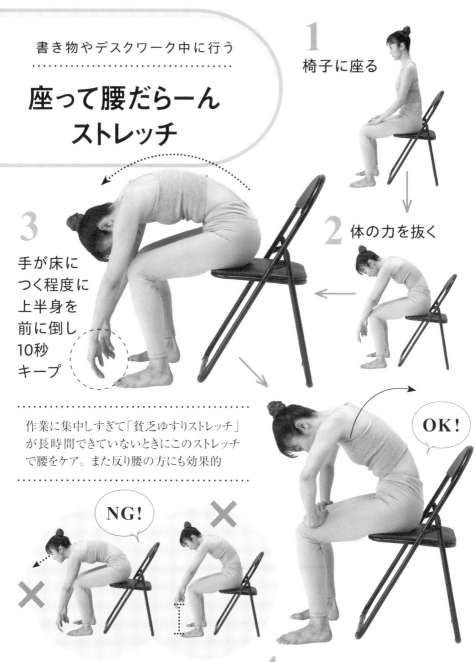

座って腰だら〜ん ストレッチ

1 椅子に座る

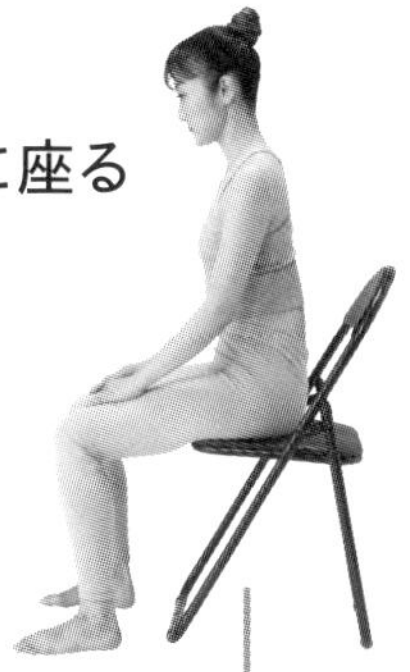

2 体の力を抜く

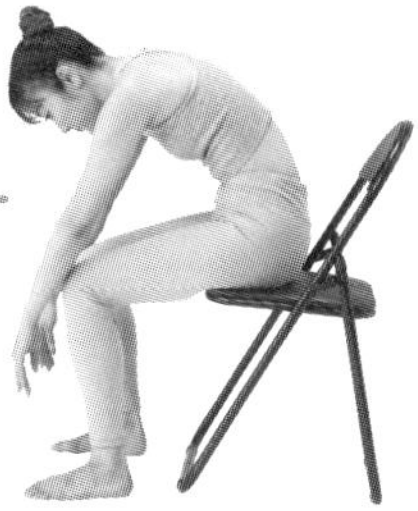

3 手が床につく程度に上半身を前に倒し10秒キープ

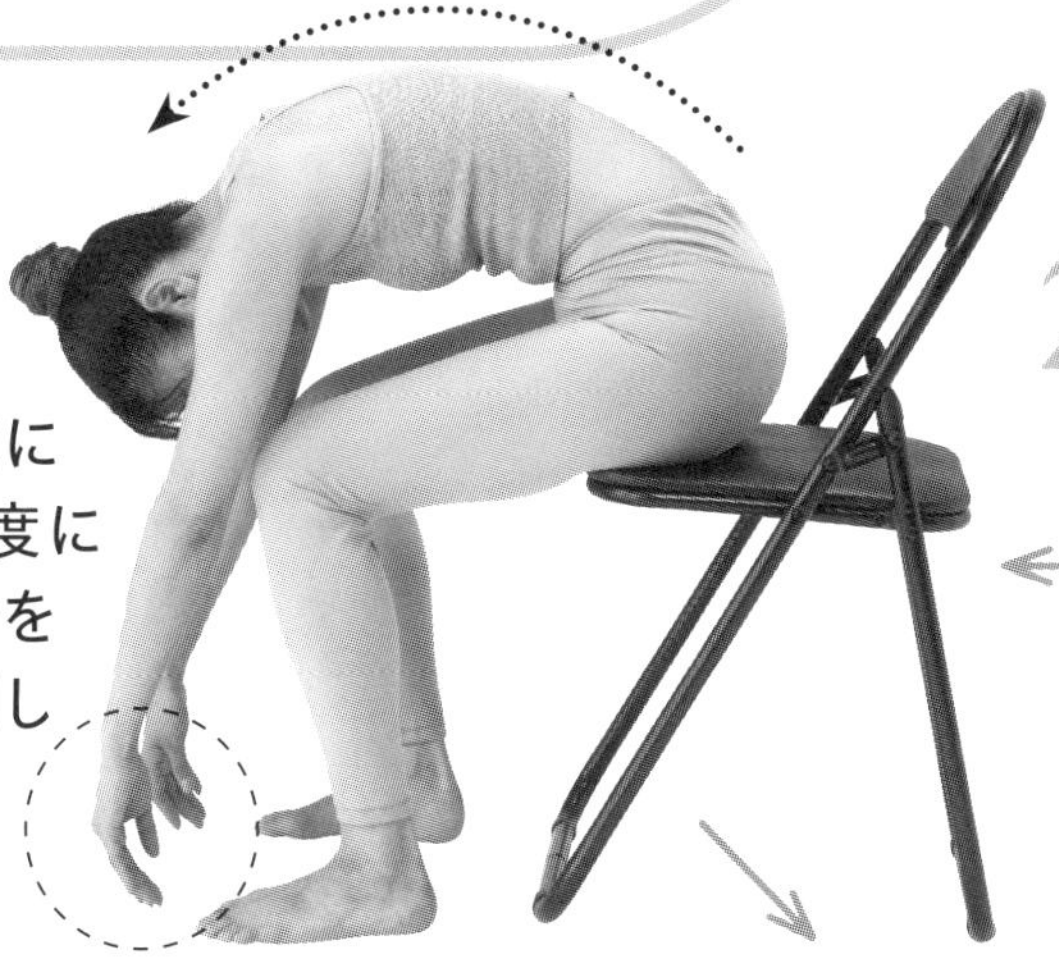

作業に集中しすぎて「貧乏ゆすりストレッチ」が長時間できていないときにこのストレッチで腰をケア。また反り腰の方にも効果的

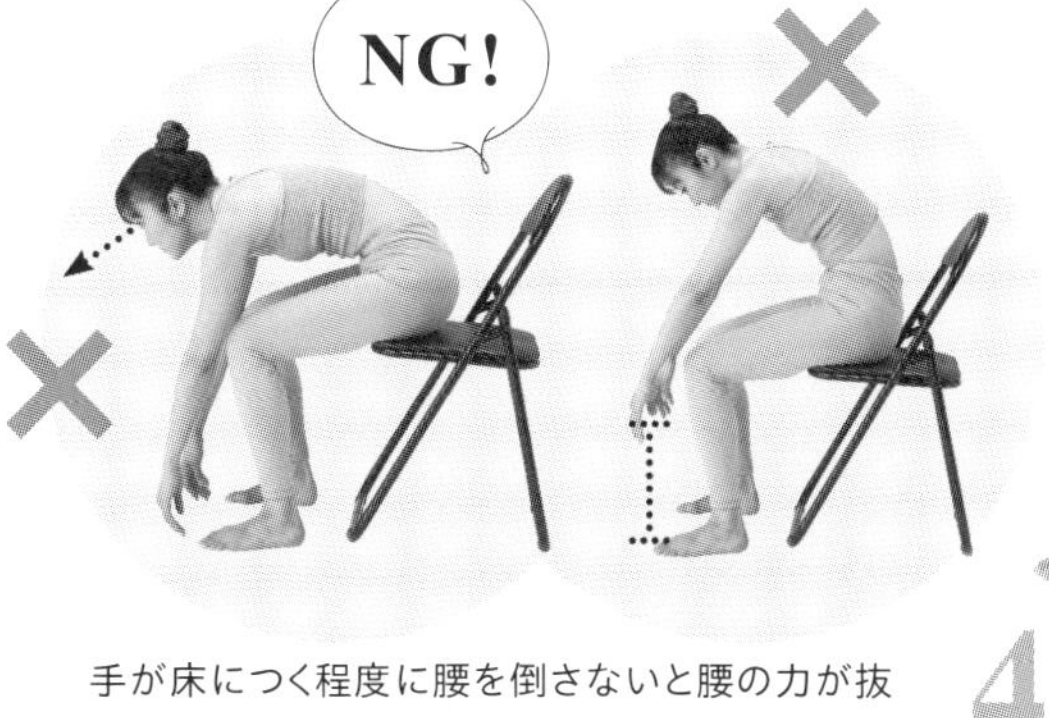

手が床につく程度に腰を倒さないと腰の力が抜けきりません。また、視線は真下に向けましょう

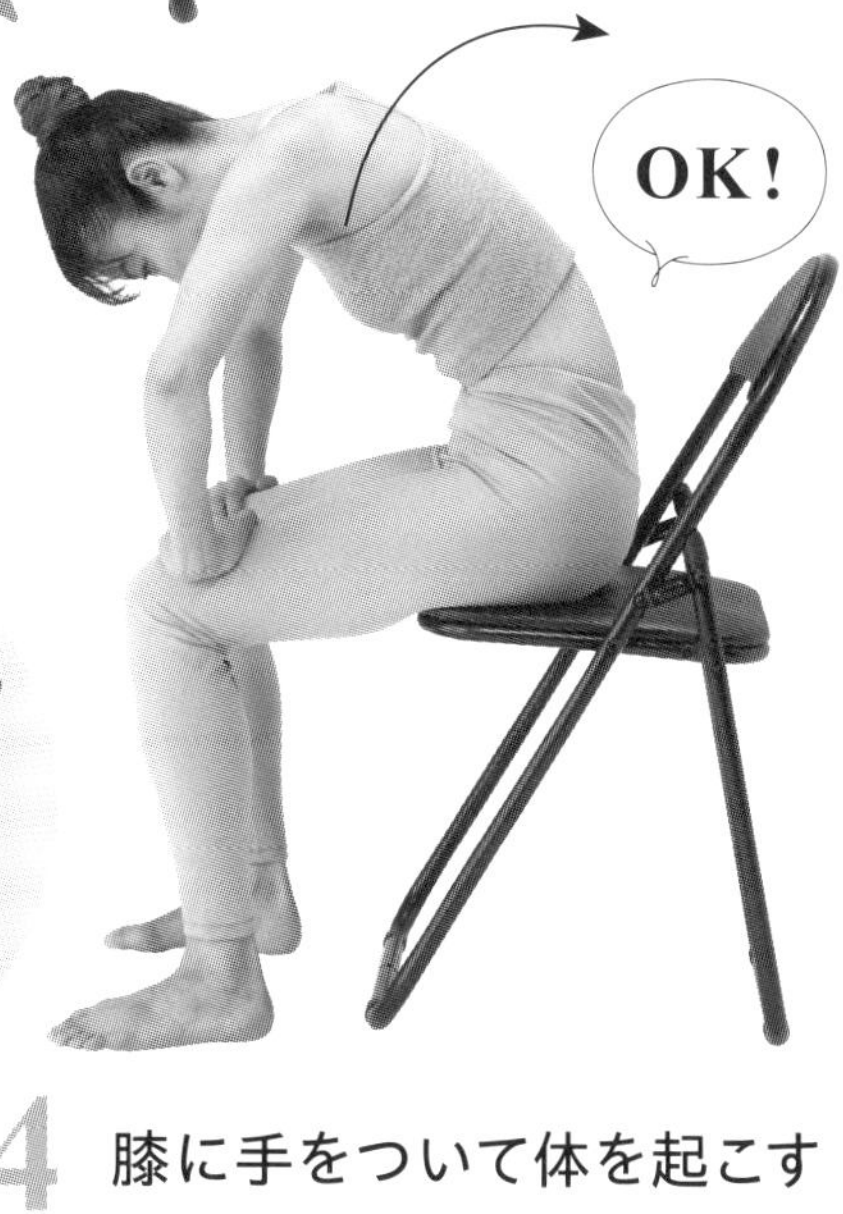

4 膝に手をついて体を起こす

イメージは「おしとやかな女性」車の乗り降り、運転中の最適な姿勢

▼「軽トラ」をイメージし、背もたれを倒しすぎない

本書の「ほぐすトレッチ」を一緒に考えていただいたベテラン整体師の浦場亜希先生のところには、よくトラックの運転手さんがお客様としていらっしゃるそうです。「職業腰痛」にかかってしまう業種としては、運送業が非常に多くなっています。

厚生労働省の「業務上疾病発生状況等調査」(2019)によると、休業4日以上のうち、腰痛が原因となった件数は5616件(非災害性を含む)となっており、さらにこのなかでトラックドライバーに絞ったデータを見てみると674件となっています。

これは全産業の12％をしめることになります。

また、**40歳代前半までで見ると、発生率は4・0倍～6・6倍にもなるといわれています。**

職業病ともいわれてしまうようなトラック運転手の腰痛ですが、**車に乗ること自体が、腰にとってはかなりよくない**ため、トラックの運転手が悩まされているというのもうなずけます。

ソファでテレビを見ていたり、デスクワーク時でも長時間同じ姿勢をとることもあるし、なにが違うの？　と思われる方もいらっしゃるかもしれませんが、私からすれば、**車で座席に座っているときの状態が最悪です。**

腰の負担がもっとも軽くなる姿勢は、横から見たときに頭と肩と股関節が垂直の一直線上にある姿勢なのですが、**車の背もたれは基本的に後方に傾いているため、頭と肩と股関節のラインも傾いてしまいます。**これがとても腰に負担をかけています。

さらに、**車のシートは沈み込むので、骨盤がどうしても寝やすい。**骨盤が寝ることによって、腰椎にさらに負荷がかかります。

さらに**車の振動も腰に負担をかけています。急な振動があることによって、筋肉は繊維なのでキュッキュッと動き、それによって痛めることがよくあるのです。**

また、**運転という行為そのものも、腰にとっては負担**になります。

いま、一般的になっているAT車の場合、左足はフリーになります。アクセルを踏むのもブレーキを踏むのも、多くの方はすべて右足です。

このように、片方の足にばかり体重をかけますから、本人は意識していなくとも体がねじれるようなかたちとなり、結果として腰を痛めてしまうのです。

長時間にわたって運転をするタクシーなどのドライバーに腰痛持ちの人が多い理由には、このこともあるのだと思います。

さらに、**乗り降りについていうと、車高の高いトラックなどは別ですが、一般的な**

乗用車の場合は低い位置に座席がありますから、前屈姿勢になりやすいのです。

ここまでの繰り返しになりますが、体を前屈させると重い頭を腰1点で支えなければならなくなるために腰を痛めやすくなります。

特に男性の場合、乗り降りするときには足をガバッと大きく広げる姿勢をとります。すると、体重を移動させるときに極端な前屈姿勢になってしまうのです。

理想は、**「おしとやかな女性」のイメージ**です。車に乗るときには両足を閉じて座席に手をつきながらまず座席にお尻を乗せます。それから、両手を座席についたまま両足をそろえて車内に入れるのです。


降りるときはその逆です。座席に両手をついて体の向きを外側に向け、そろえた両足を外に出して地面につける。それからゆっくりと上半身を引き起こします。

「アシストグリップ」と呼ばれる手すりを握るとさらによいでしょう。

また、一般の方の場合、**職業ドライバーほど気にすることはないのかもしれませんが、長時間の運転をするときにはやはり注意すべき**でしょう。そこで、P170に車の運転で腰が凝ったときに最適なストレッチを紹介しますので、ぜひ実践してください。

車に長時間
座りっぱなしのときに行う

膝上げストレッチ

車に乗ると凝りやすくなる、背骨と骨盤をほぐしていくストレッチ。両手の力を使うのがポイント

1

シートを
後ろに下げる

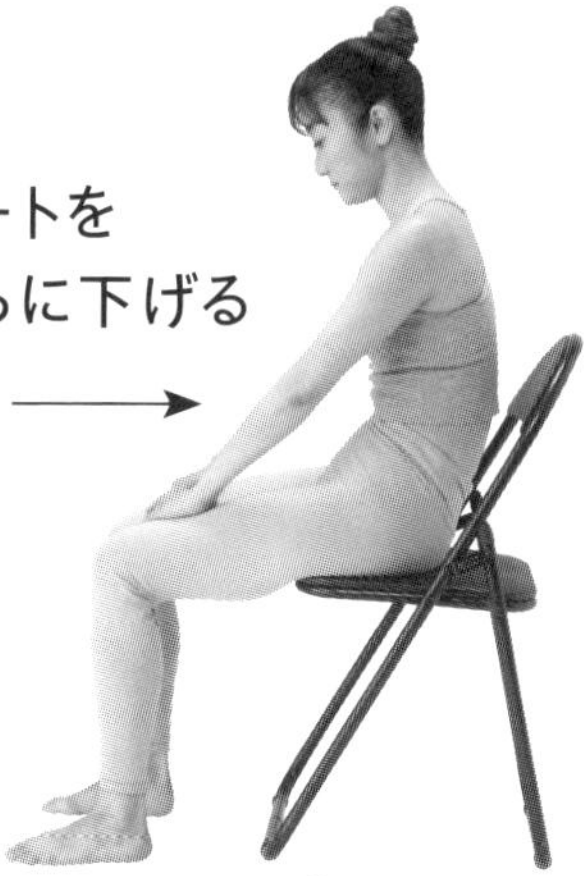

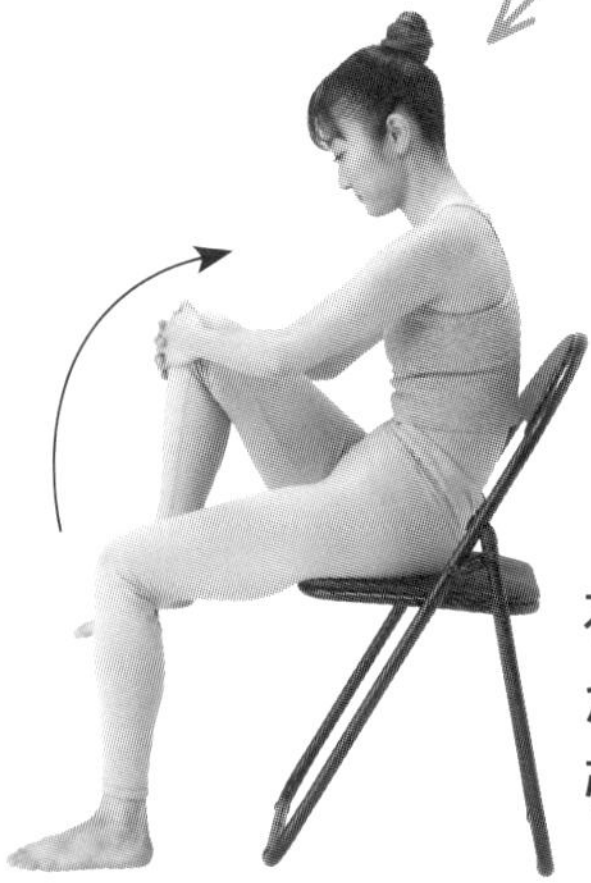

2

右膝に両手を
かけて徐々に
引き上げる

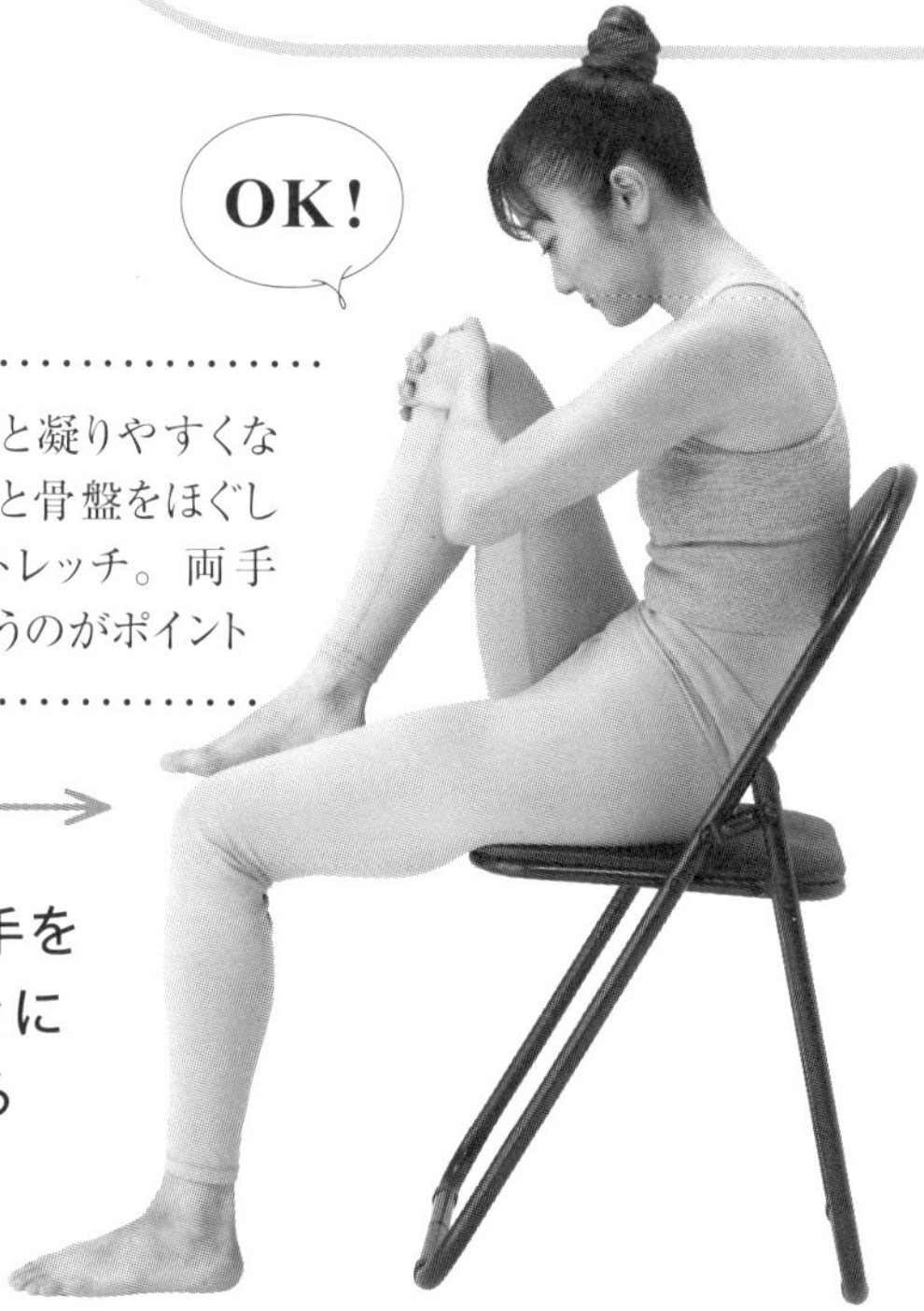

3

股関節が90度以上に
なるまで右膝を上げる。
このとき、頭と膝を
くっつけるイメージで
体を丸める

逆側も同様に!

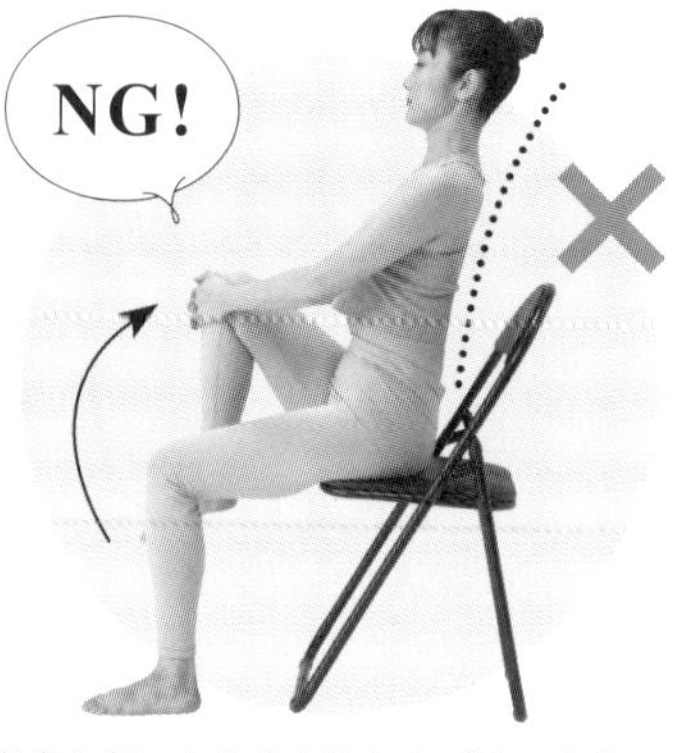

上半身を起こしたまま膝を上げないようにする

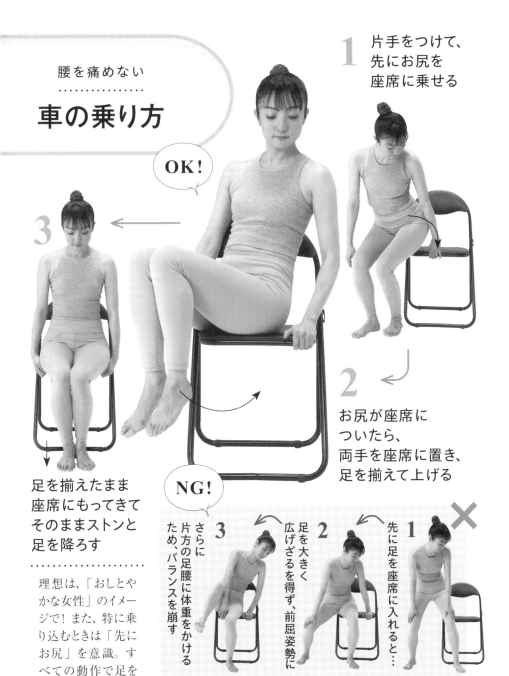

腰を痛めない

車の乗り方

1 片手をつけて、先にお尻を座席に乗せる

OK!

2 お尻が座席についたら、両手を座席に置き、足を揃えて上げる

3

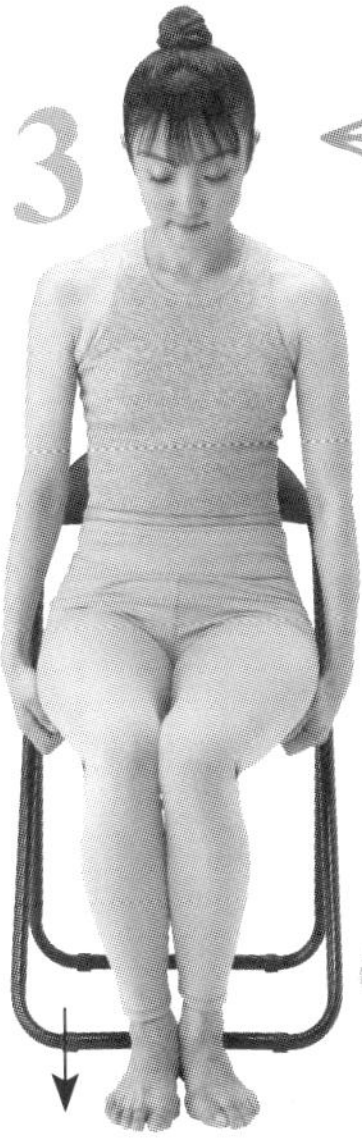

足を揃えたまま座席にもってきてそのままストンと足を降ろす

理想は、「おしとやかな女性」のイメージで！ また、特に乗り込むときは「先にお尻」を意識。すべての動作で足を揃えるようにすると◎

NG!

1 先に足を座席に入れると…

2 足を大きく広げざるを得ず、前屈姿勢に

3 さらに片方の足腰に体重をかけるため、バランスを崩す

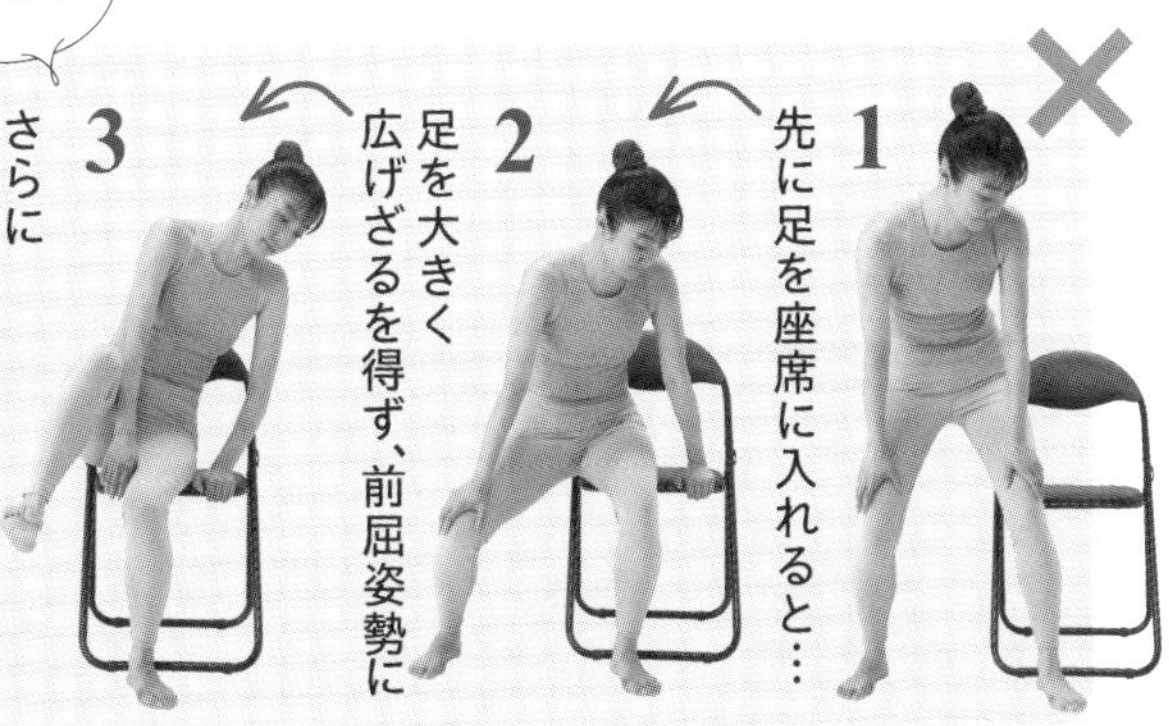

乗り降りするときには足をガバッと大きく広げる姿勢をとるのはNG。体重を移動させるときに極端な前屈姿勢になってしまう

ぎっくり腰を多発させる危険行為
安全に重い荷物を持ち上げるには？

▼片膝をつき、前後の「体重移動」で荷物を持つ

普段の生活のなかで特に危険なのは、**重い荷物を持つという場面です。**床に置いた重い荷物を持ち上げようとして、ぎっくり腰になってしまった経験がある方も多いかと思います。そういう方は、**腰に大きな負荷をかける持ち上げ方をしてしまったのかもしれません。**

たとえば、**中腰のまま上半身を大きく前屈させて持ち上げようとする**かたちです。前屈姿勢はただでさえ腰にとって危険な姿勢です。体のなかでも重い部分である頭を含む上半身のすべてを、腰だけで支えなければならないからです。そのうえに重い荷

物を持とうとしたら、さらに大きな負荷が腰にかかってしまうことは明白です。

ですから、重い荷物を持ち上げるときには**中腰ではなく、なるべく腰の位置を下げてください。**そうすることで、中腰の場合と比べると前屈の度合いを大きく抑えることができます。また、**両膝を曲げてかがむのではなく、片膝をつくようにすることで、腰にかかる負荷がさらに小さくなります。**

その姿勢から荷物を持ちます。このとき、体重は体の前側にかかっていますが、その体重を後ろ側に移動させるようにして荷物を引き寄せます。そうすれば**荷物が自分の体の中心に近づきますから、腰への負荷を減らすことができるのです。**そして、腰をなるべく垂直に近くなるように伸ばしたまま持ち上げましょう。

また、**荷物を持つ前にストレッチを行うこともおすすめしておきます。**急に体を動かすことで、その動作の準備ができていない付着部筋を含む筋肉を痛めやすくなり、腰痛を発症する可能性が高まるからです。

次ページに、重い荷物を持つ前にやってほしいストレッチを紹介しておきます。

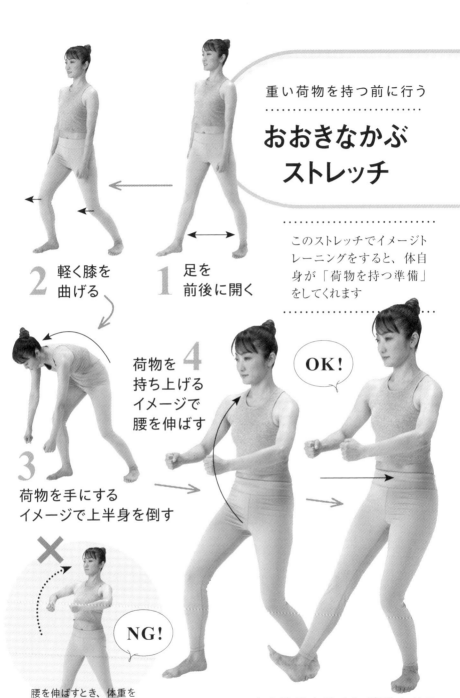

重い荷物を持つ前に行う

おおきなかぶストレッチ

このストレッチでイメージトレーニングをすると、体自身が「荷物を持つ準備」をしてくれます

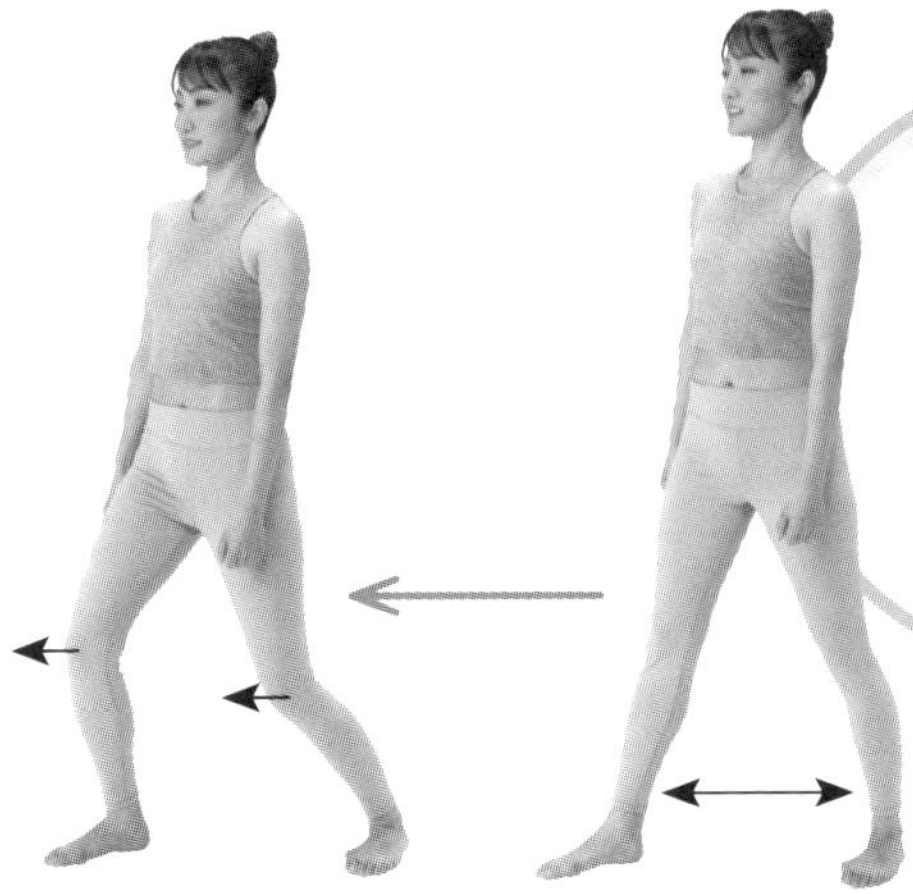

2 軽く膝を曲げる

1 足を前後に開く

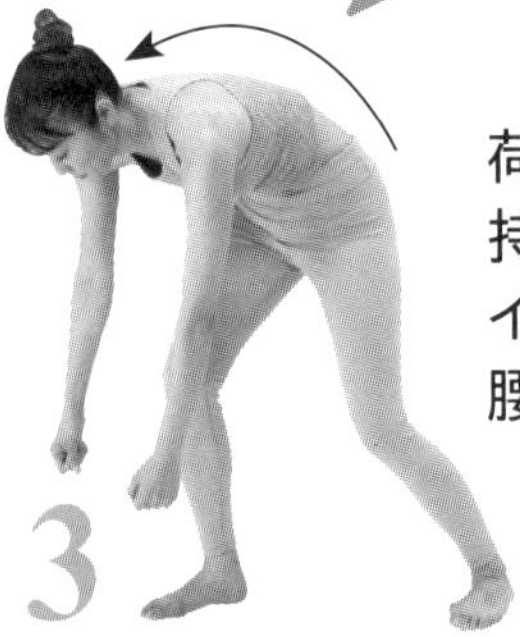

3 荷物を手にするイメージで上半身を倒す

4 荷物を持ち上げるイメージで腰を伸ばす

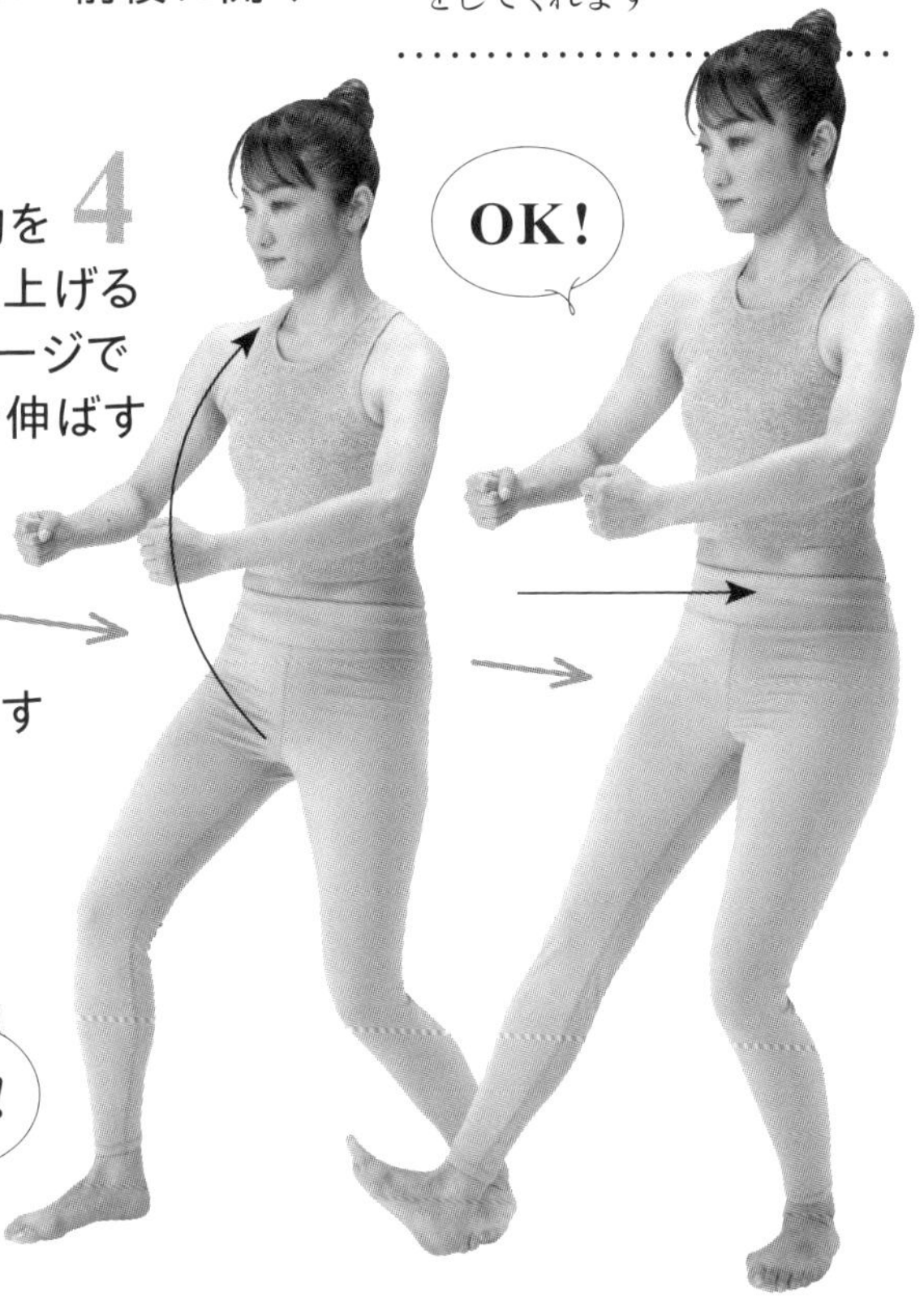

腰を伸ばすとき、体重を後ろ側に移動させないと腰の負担が大きくなってしまいます

5 そのまま体重を後ろに移動させる。これを10秒ほど繰り返し行う

腰を痛めない

荷物の持ち方

1 床に
片膝をつき、
荷物を持つ

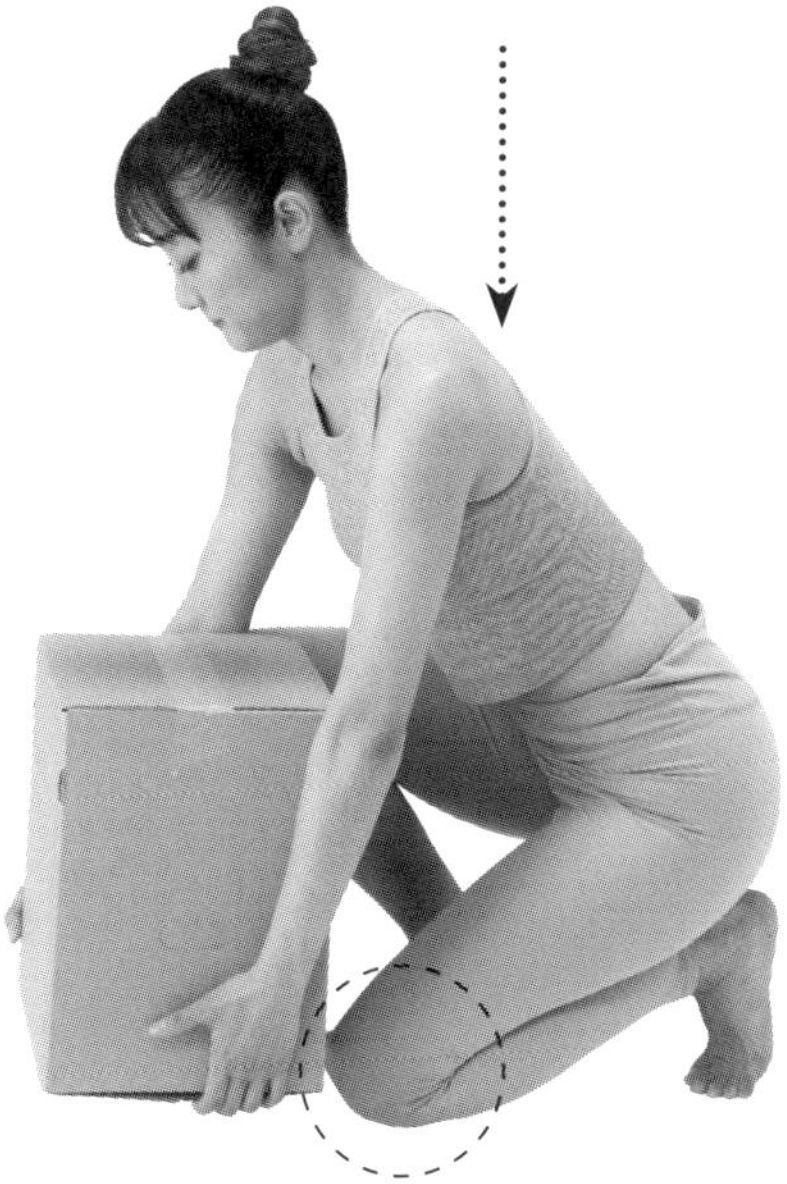

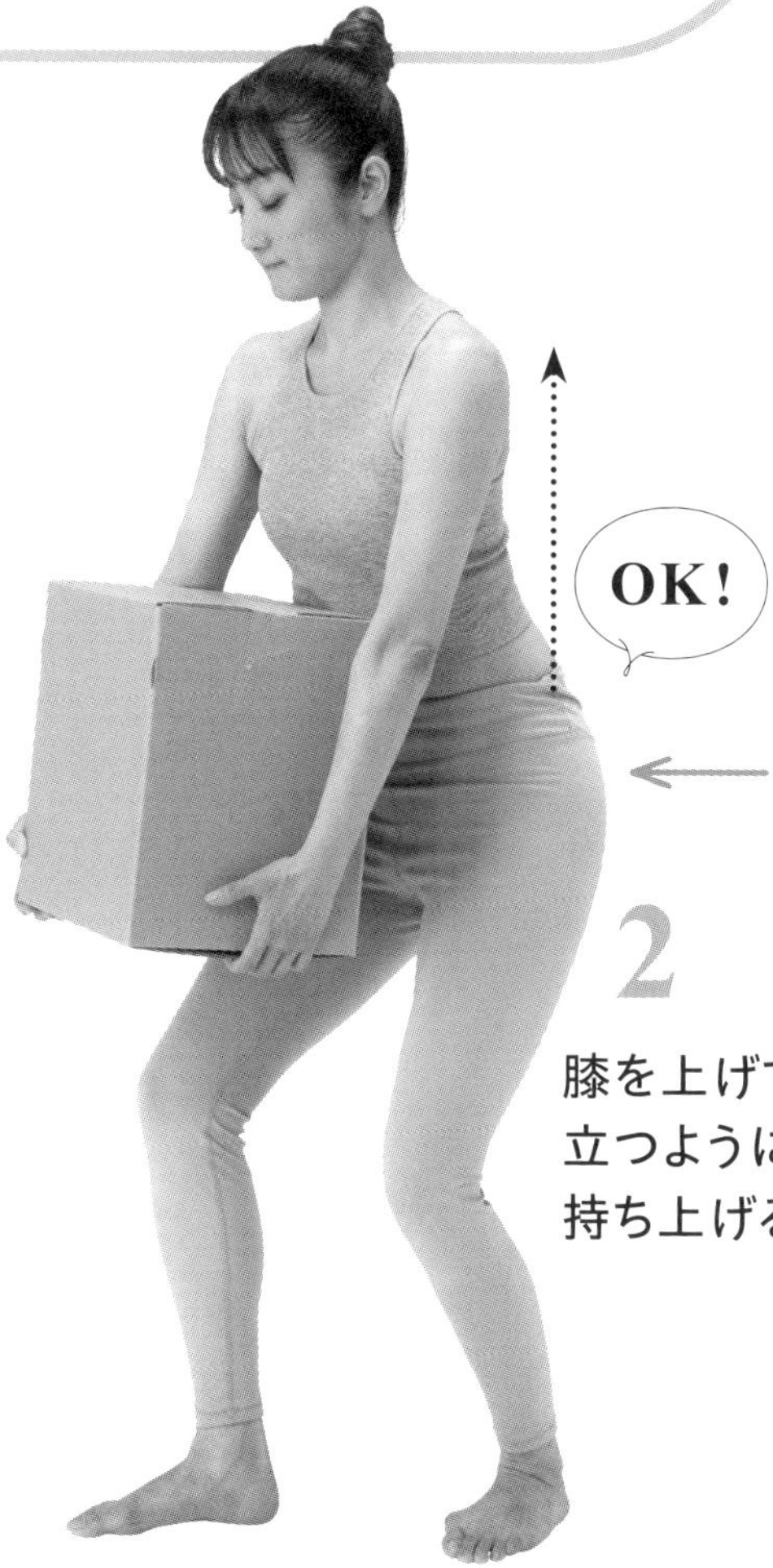

2 膝を上げて
立つように
持ち上げる

片膝をつく&体重を後ろ側に移動させるように引き寄せることがポイント。なるべく自分の体の近くに荷物がある状態をキープして

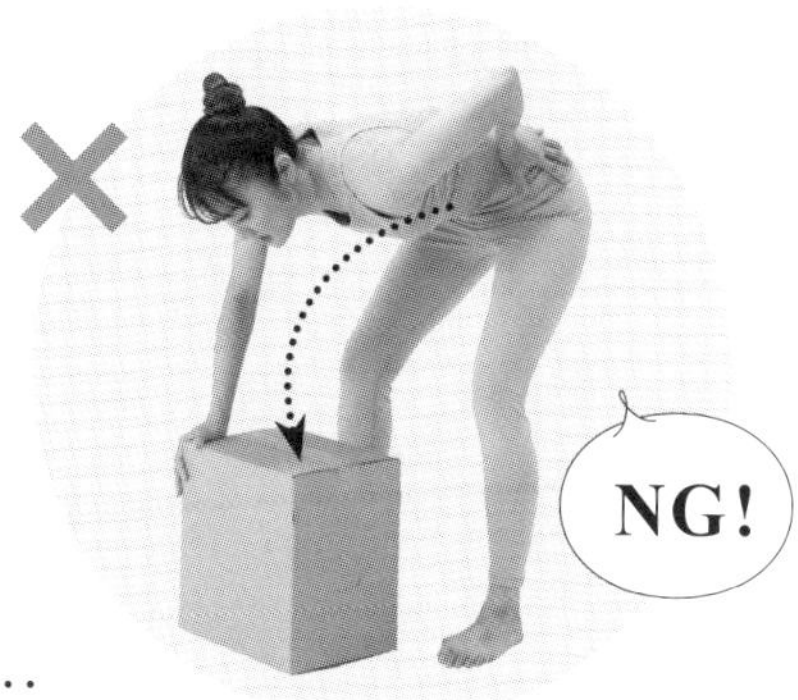

中腰のまま荷物を持ち上げるのは絶対にNG。どんなに面倒でも、膝をつく意識を持つこと

腰にとってのベストなバッグは？　手荷物の持ち方とバッグの選び方

▼酷使される背中側の筋肉の負担をなるべく減らす

荷物を持つという意味では、普段の手荷物の持ち方やバッグの選び方にもコツがあります。みなさんは、リュックと片手持ちのバッグ、どちらが腰によいと思いますか？

おそらくみなさんの想像どおり、**リュックサックがベスト**です。仕事に使うバッグも、片手持ちのいわゆるビジネスバッグではなく、リュックサックを使えれば最高です。

私たちが体を支えるために使っている筋肉は、足の筋肉を除けばそのほとんどが

「抗重力筋《こうじゅうりょくきん》」と呼ばれる背中側の筋肉です。**日常のなかで体を前傾させることは多いですが、後ろ側に反らせることはほとんどありません**よね？　体を前傾させるときに使うのは背中側の筋肉、後ろ側に反らせるときに使うのが腹筋です。

つまり、日常のなかでは腹筋はあまり使われず、背中側の筋肉ばかりを使っているということになります。ですから、**それ以上背中側の筋肉を疲労させないよう、お腹側ではなく背中側で荷物を運べるリュックサックがベスト**だということです。お腹側で荷物を持つと、それだけ体は前方に傾くことになるので、背中側の筋肉に負荷がかってしまいます。

ただし、**リュックを使うにも、しっかりと肩ひもを締めてリュックサックを体に密着させることが大切**です。肩ひもを伸ばしてリュックサックがぶらぶらしている状態では、体を動かすたびにリュックサックが大きく動き、やはり腰に負担をかけることになります。

子どもの腰に超悪影響な「あるもの」

▼大人でもしんどい、子どもの通学バッグ

「バッグと腰痛の関係」といえば、私は通学バッグによって、子どもの腰痛が深刻な状態になっていると考えています。

いまの小中学生たちは、大人の私たちから見てもたくさんの荷物を持ち歩いていま す。さらに**教科書や学習用具を学校に置いて帰る、いわゆる「置き勉」が禁止されているる学校が多くあります。**みなさんのなかには、小中学生のころ、「置き勉をして先生に怒られた」なんて経験をされた方もいらっしゃるのではないでしょうか。

そもそも、筋肉も大人よりある程度柔らかいので、想像がつきにくいかもしれませんが、**お子さんでも腰痛になります。私の実感としても、近年は特に増えている印象があります。**

しかも厄介なのは、**お子さん自身が症状を訴えにくい**ということ、そして、**大人である保護者の方も「まさか子どもが腰痛になるなんて」という先入観がある**ことです。そのような痛みをお子さんが抱え込むようなことから、**「抱え込み腰痛」とでも言えるような状況が生み出されています。**

ところで、子どもの姿勢のゆがみは何歳から始まると思いますか?

答えは、なんと**5~6歳。**

というのは、私たちの体は、**5~6歳ごろから筋肉が急激に成長していきます。**

特に、背中・お尻・太ももなどの筋肉が目に見えて大きくなっていきます。

これはどういうことかというと、**体のバランスの調整機能がこれらの筋肉で取られるようになるということです。**多少背中を丸めても、姿勢を悪くしても、重心がかかと側になっても、これらの筋肉が吸収して体を支えてくれるようになります。

「転ばなくなるし、それっていいことじゃない！」といいたいところですよね。

でも、姿勢を悪くしても転ばなくなるということは、その姿勢をずっと続けていても日常生活では困らなくなる、ということです。その結果、**姿勢が悪い状態がその子にとっての「当たり前」になり、どんどん姿勢が崩れていくのです。**もちろん、筋肉をはじめとした体には負担がかかっていくことになります。

そのようななかで、置き勉が禁じられ、子どもたちは、荷物を持ち歩かざるを得ない状態になっているのです。

「宿題に必要ない教科書などは学校に置いてくればいいじゃないか」なんて思うもの

ですが、**古くからの慣習や様々な事情から、いまだに置き勉が禁止されている学校も多いようです。**

しかしながら、**具体的に小中学生が背負っている重さを知ると、「置き勉はダメ」とは思えなくなります。**

ランドセルメーカーの株式会社セイバンが小学生2000人に行った調査によると、小学生では1週間のうち、ランドセルがもっとも重い日の荷物の重量は、**平均で約4・7kg。**ランドセルの重さも含めるとなんと**平均約6kgの荷物を背負って登校しているそうです。また、別の調査では、重い人では10kgを超える重さになる場合もあったとか。**

ちなみに、平均通学時間（片道）は徒歩15分程度。つまり、あの小さな体で、**5kgや10kgの米袋を背負って、往復で約30分も登下校**するのと同じようなものなんです。

ちょっとゾッとしませんか？

実際、セイバンの調査のなかでも、小学生2000人のうち約3割がランドセルを背負って「痛み」を感じるということでした。

また、中学生も、群馬県の高崎《たかさき》市という一都市の例ですが、高崎市教育委員会の調査によると、中学生のかばんの重さの平均はさらに重くなり、**7～8kgにもなるそうです。**このようにたくさんの重い荷物を持ち歩けば、それだけ腰への負担が大きくなることはいうまでもありません。

このような重い荷物を背負う際、できるだけ体の負担を減らすためには、次のような工夫を行うことを意識してみてください。

①ランドセルなどのかばんの中身が動かないようにする。これは、荷物が揺れることによって体に負担がかかることを避けるためです。

②肩ひもを締めてかばんを体に密着させるようにする。肩ひもを伸ばしてかばんがぶらぶらしている状態だと、体を動かすたびにかばんが大きく動き、やはり腰に負担をかけることになります。

さらに、**学習塾や習い事などに多くの子どもが通っていることの弊害だと考えられますが、いまの子どもたちの運動能力ははっきりと低下傾向にあります。**かつてであれば子どもたちは放課後に走りまわって遊んでいたものですが、塾や習い事のためにそうできなくなっているのです。そして、**運動能力の低下傾向にコロナ禍が拍車をかけました。**

コロナ禍以前であれば元気に外で遊べていた子どもたちも、特にコロナウイルス流行の初期には緊急事態宣言が出されたり休校になったりしたために、自宅に引きこもるようになりました。もちろん、そうなると子どもだって運動不足になってしまいます。さらに、自宅で長時間ゲームができることによって、崩れた姿勢で過ごすことも増え、ますます体にとって悪影響のある環境になっているといえるでしょう。

ちなみに、**本書でご紹介する「ほぐし方」は、お子さんにももちろん有効です。**

ぜひ、ご家族みんなでほぐすトレッチを試してみてください！

腰痛を改善する食事
腰痛を悪化させる食事

▼腰痛改善には、腰にいい食材をとることも重要

腰痛を改善するには、食生活も重要になってきます。

これまで、腰痛を改善するためのストレッチや体の動かし方などを紹介してきましたが、それ以外にも、**食材に含まれる栄養素が、腰痛と深く関係しています。**

でも、いきなり「腰にいい食材」といってもなかなかピンとこないかもしれません。

私としては、

①血流をよくする栄養素

②付着部筋自体を柔らかくする栄養素

これらの栄養素が含まれる食材を、積極的にとることをおすすめしています。

繰り返しになりますが、血流が悪くなると、**付着部筋が硬くなって腰痛の原因になりますし、付着部筋が固まることでちょっとした動きでも腰を痛めやすくなります。**

だからこそ、血流をよくし、付着部筋を柔らかくする栄養素を含む食材をとることが重要になってきます。

食べてほしいものはいくつもあるのですが、全部覚えるのは面倒ですし、それをすべて食べ続けるというのも大変ですよね。

そこで、ここでは、「これは！」と特におすすめしたい、３つの食材を紹介していきます。

◆青魚

1つめの食材は、イワシ、サバ、サンマなどの青魚です。青魚には、血流をよくする様々な栄養素が含まれています。

特に、**EPA／DHAと呼ばれる栄養素**には、中性脂肪を減らし、赤血球や血小板に働きかけ、血流を促す効果があるのですが、**体内でつくられにくいので、こういった青魚から積極的にとる必要があります。**

さらに、**マグネシウムを多く含む点も重要**です。

実は、筋肉はマグネシウムとカルシウムの2つの成分によって動かされています。具体的には、**カルシウムは筋肉を収縮させる、そして、マグネシウムは筋肉を緩ませるという働きを行います。**

カルシウムと比べて、マグネシウムは、発汗により多く失われがちな栄養素です。ぜひ積極的に摂取していってください。

◆大豆・大豆食品

大豆にはイソフラボンが含まれており、イソフラボンには血小板が重なり集まってしまうことを抑制する働きがあります。

その結果、赤血球の粘度《ねんど》が下がり、血流がよくなっていきます。

特に**納豆には、ナットウキナーゼという酵素が含まれています。**

この酵素は、納豆からしかとれない貴重なもので、血栓を溶かす効果があります。

ただし、心筋梗塞などの治療や予防に使われているワーファリンを服用している場合は、納豆を食べるのを避けてください。

◆レモン、お酢、梅干し

レモン、お酢、梅干しなど、いわゆる「すっぱいもの」もおすすめです。

これらに**多く含まれるクエン酸**は、筋肉にたまった疲労物質を排出し、筋肉の硬直を防いでくれます。

▼体のコリを増やすNG食事術は、「食べ方」にあり！

それでは、逆に血流を悪くし、体を硬くするものとはどんなものでしょうか。

結論をいうと、**食材というよりは、「食べ方」に特に気をつけてほしいのです。**

たとえば、青魚がおすすめといっても、それをフライにして食べると**コレステロール値が大きく上がり、血液をドロドロにしてしまいます。**

さらに、ＥＰＡ／ＤＨＡも、加熱することによって油のなかに溶け出してしまうのです。

青魚の場合、**刺し身や、みそ汁やスープのように汁ごと食べるようにする料理などがおすすめです。**薄口にして、煮汁ごと食べられるようにした煮物もいいですね。

◯ OK

血流を良くする＆
付着部筋自体を
柔らかくする
栄養素を摂る

例

青魚、大豆、レモン　など

✕ NG

血流を悪くする
食べ方に注意！

例

揚げ物にして食べる、
糖分多く含むものを間食
として食べる

また、糖分を多く含むお菓子は、もともと血流にはよくありませんが、**食間に食べると、血液中に一気に糖が放出され、血管が硬くなったり血がネバネバになったりする原因**にもなります。

逆にいえば、「血流は気になるけど、どうしても甘いものが食べたい！」という方は、**「食後のデザート」として楽しむようにしてください。**もしくは、**高カカオチョコレートといった、食物繊維を多く含むものを間食で食べるようにしてもOK**です。

腰痛の季節は冬だけじゃない!? 夏の「エアコン腰痛」、秋の台風に注意

▼夏は腰痛を招く要因が多く潜んでいる

腰痛がよく起こる季節といえば冬ですよね。

みなさんのなかには**「腰が痛いから、気温が冷え込んでるな」**と腰の痛みで寒さを感じがちな方もいらっしゃるのではないでしょうか。

確かに冬は、血流の悪化で付着部筋が硬くなりやすく、寒くなることで体が無意識に縮こまろうとするために姿勢も悪くなることで、腰痛が起こりやすくなります。

しかし、**実は夏も腰痛が悪化しやすい、要注意となる季節なのです。**

特に注意してほしいのは、**エアコンと台風**です。

エアコンは夏場にとって欠かせない必需品ですが、**「エアコン腰痛」**ともいえる腰痛を引き起こしかねません。その理由は2つあります。

1つめは、「冷え」です。エアコンが効いた部屋は快適ですが、冷房が効きすぎた部屋に長時間滞在することで、冬と同じく体が冷えます。

また、冷たい食べ物など、体を冷やす食材もとることが多くなるため、腰痛につながりやすくなってしまいます。

そして**2つめは、寒暖差による自律神経の乱れ。**自律神経とは、一言でいえば、私たちの意思とは関係なく、体のバランスをコントロールしてくれる神経です。

たとえば、心臓を動かしたり、胃で食べ物を消化したり、体温調節をしてくれたり。これらは、自分の意思でどうこうしたりはできないですよね。これらの役割は、すべて自律神経が担ってくれています。

そして、さきほどの冷暖房の話にもつながりますが、**涼しい部屋と暑い外を行き来することによって、体温調節などの役割を司る自律神経がマヒ**していきます。自律神経は血流とも関係がありますので、この自律神経が乱れることで、血流が悪くなり、付着部筋が硬くなり、そうやって腰痛につながっていくのです。

そして、**夏から秋にかけてやってくる台風にも注意です。特に秋の台風は傾向として夏の台風よりも大きいこともあり、さらに注意が必要です。**

どういうことか、詳しく見ていきましょう。

天気予報でよく聞くように、「高気圧＝晴れ」「低気圧＝雨」で、天気が悪くなるときは気圧が低くなります。さらに、台風になると「発達した低気圧」になります。台風の勢いは強くなるほど、気圧が低くなります。

私たちの体は、常に気圧の影響を受けています。そして、気圧が低くなるということとは、体に発生する圧力が減少します。つまり、**体を押さえつける気圧の力が弱まることを意味します。**圧力が弱まると血流量は増えそうなものですが、実は血流量は減ってしまいます。

分かりやすい例として、**ホースを想像してみてください。**ホースから出る水の勢いを強くしたいとき、口の部分を強く握るのと、そのままなのと、どちらがよいでしょうか。やったことがある方はご存知のとおり、**口の部分を強く握ったほうが水の勢いが強いですよね。**

これを人間の体に置き換えてみると、高気圧になれば、人間の体を押さえつける力が上がるため、ホースから出る水のように血流の勢いが強くなります。逆に、**低気圧になればなるほど、体を押さえつける力が減少し、血流が停滞してしまうのです。**

さらに、**低気圧は自律神経の乱れも招くので、重ねて血流が悪くなります。**

これらの改善策としては、血流量を上げることを意識してみてください。さらに、ほぐすトレッチをするなどして、ケアしていくことも大切になっていきます。

腰痛が「うつ」を招く？腰痛と睡眠の深い関係

▼腰痛改善のためには、寝具選びも重要なポイント

腰痛が怖いのは、**不眠症を招く可能性が高まる点にもあります。**

みなさんも、痛みのためになかなか眠れなかったり、いったんは眠れても寝返りを打とうとするたびに痛みで目が覚めたりしてしまうということはないでしょうか。それが積もり積もることで、不眠症につながってしまいかねないのです。

不眠症は、ただ睡眠不足ということだけにとどまるものではありません。**不眠症とうつの関連性は非常に強く、眠れない状態が続くとうつを発症するリスクが大きく高**

まることが様々な研究によってはっきりと分かっています。

つまり、腰痛持ちの方はなるべく腰痛を改善し、いまは腰痛のない方も腰痛を防止することで、うつを発症するリスクを軽減することが重要です。

そういう意味では、ぐっすりと眠れるための寝具選びも見逃せないポイントです。まず、**マットレスや敷布団《しきぶとん》でいうと、過度に低反発のものはよくありません。**体が沈み込んでしまい、仰向けになったときに耳と肩と股関節が水平の一直線上にあるという、腰にとってもっとも負荷が小さい姿勢をとることができないからです。

では、どの程度の硬さのものがいいかというと、これについては人によって体格や体重が異なるために一概にはいえないのですが、体の一部だけが沈み込みすぎている感じがしないものを選ぶことをおすすめします。

枕についても、適切な硬さや高さは人によって異なるのですが、**眠りを妨げることなく自然に寝返りを打つためには、やはり柔らかすぎる枕ではなくやや硬めがよく、また、枕の高さはやや高めがいい**といわれています。

ポイントは、「足も体も一緒に」
腰を痛めない掃除機のかけ方

▼掃除機やフローリングワイパーは体に近い位置で持つ

「家事をやらなくちゃいけないけど、腰が痛くてやる気が起きない……」という方、特に主婦の方には多いのではないでしょうか。また、家事をするうちに腰が痛くなってくる、という方もいらっしゃると思います。

家事って意外と腰を痛める動作が多いんです。たとえば、水分を含んだ重い洗濯物を運んだり、掃除をするときも知らないうちに腰を痛めてしまっているんです。

私はこれらの、**家事のなかで腰痛が引き起こされる腰痛を、「家事腰痛」と呼んで**

います。

ここからは、掃除や料理をしているなかで引き起こされる家事腰痛について、ひとつひとつ原因と腰痛改善法を見ていきましょう。

家事腰痛1つめは、掃除機。普段の家事のなかで、意外に腰を痛めやすいのが掃除ですが、**特に掃除機をかけるときは要注意**です。

みなさんはどんなふうに掃除機を使っていますか？　固定とまではいいませんが、足をあまり動かさないまま、**ぐーっと前方に手を伸ばして掃除機を滑らせるようにしている方もいらっしゃるのではないでしょうか。**

では、そのとき、どんな姿勢になっていますか？　そう、まさに腰にとても悪い前屈姿勢ですよね。掃除機に多少は体重を乗せられるとはいえ、腰にとって悪い姿勢であることは間違いありません。

ですから、掃除機を使うときには、**なるべく体に近い位置で掃除機を持ち、体と一**

緒に動かすようにしましょう。

でも、**どうしても前かがみになってしまうときはあります。**ソファやベッドの下などを掃除するときです。

そんなときは、前かがみによる腰への負荷をなるべく減らせるよう、**膝に手をついて掃除機を使うようにしてください。**

また、床掃除でいうと、**雑巾がけも避けたい行為です。**

四つんばいの状態を長時間続ける姿勢になると、両手を床についているとはいえ、やはり腰に大きな負荷がかかることとなります。

どうしても拭き掃除をしたいという場合は、**雑巾ではなくフローリングワイパーを使うようにしましょう。**その際には、**掃除機を使うときと同じように、体に近い位置で持つことを心がけてください。**

腰を痛めない

掃除機のかけ方

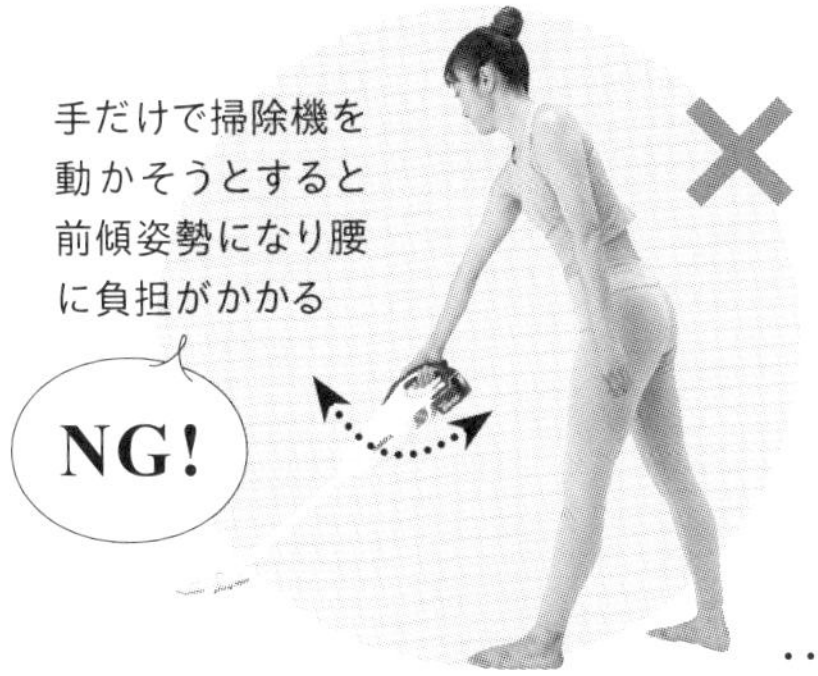
手だけで掃除機を
動かそうとすると
前傾姿勢になり腰
に負担がかかる
NG!

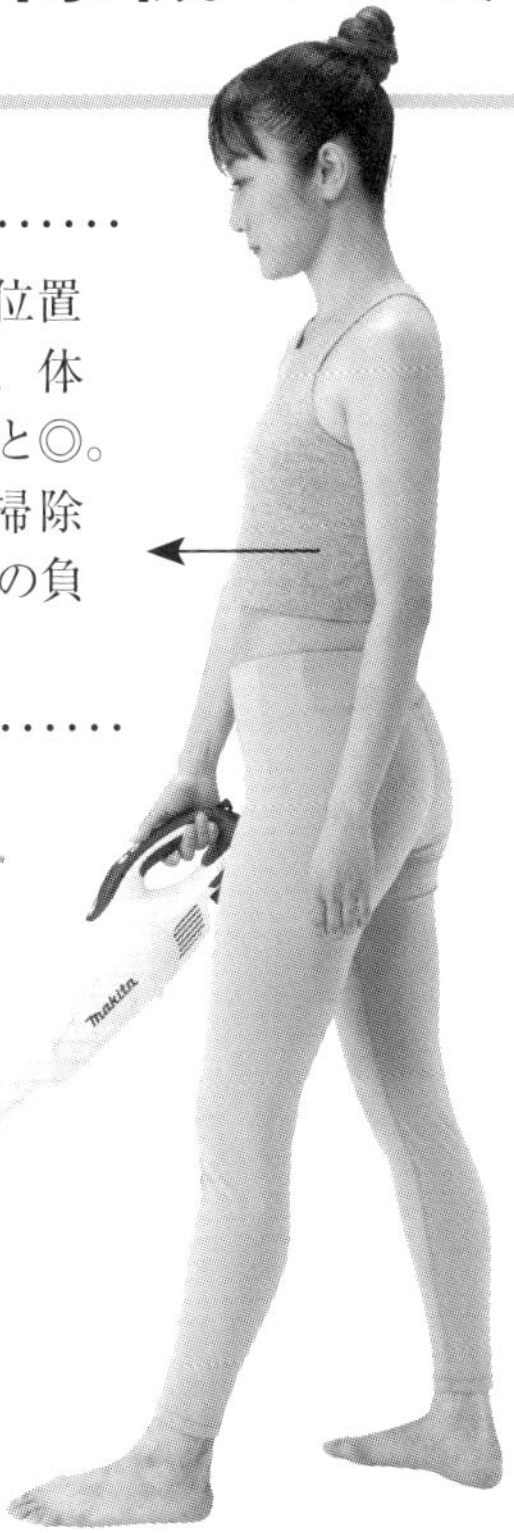

なるべく体に近い位置で掃除機を持ち、体と一緒に動かすと◎。膝に手をついて掃除機を使うと、腰への負担を分散できます

OK!

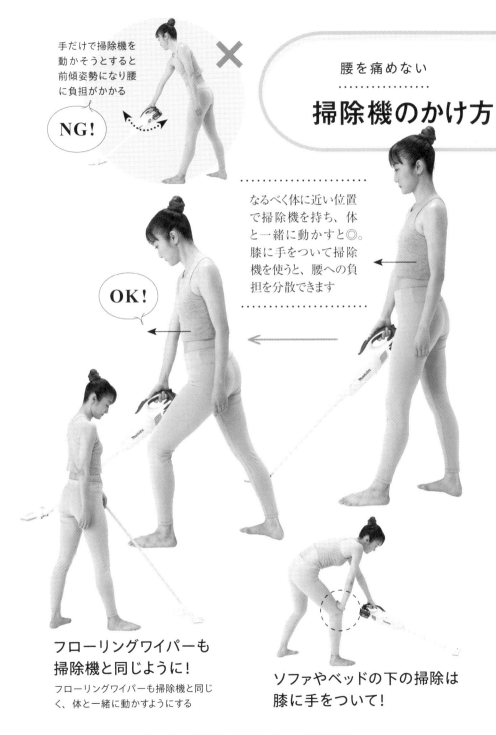

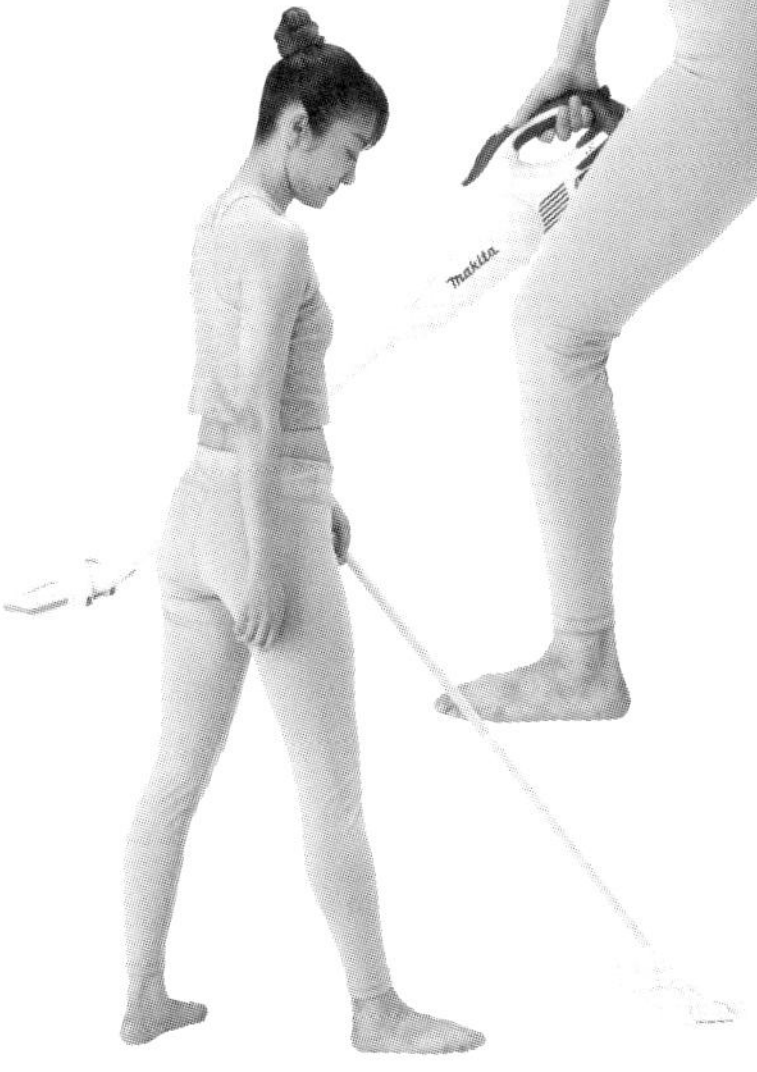

フローリングワイパーも掃除機と同じように!

フローリングワイパーも掃除機と同じく、体と一緒に動かすようにする

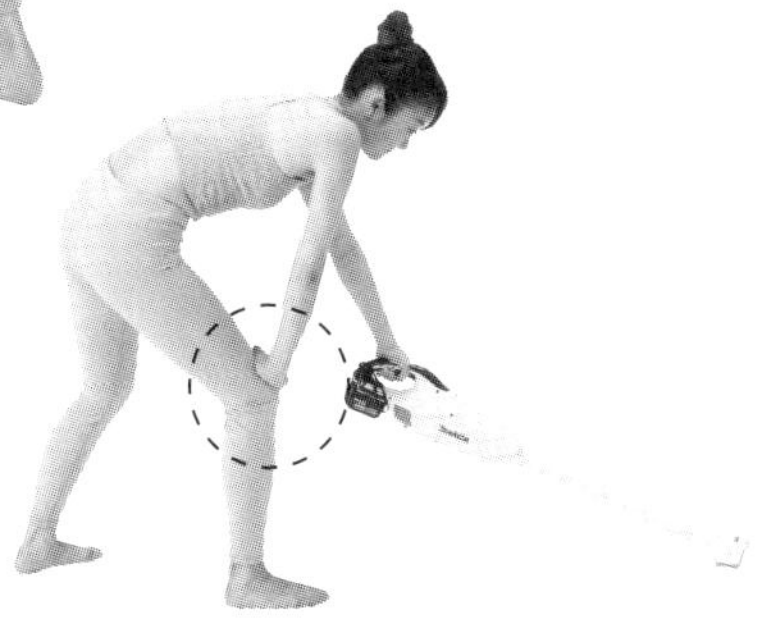

ソファやベッドの下の掃除は膝に手をついて!

腰にとってのベストはリュックサック
手荷物の持ち方とバッグの選び方

▼エコバッグは2つ持ちがいいワケ

「スーパーの袋は2枚もらう」

これは、知り合いの方が買い物をするとき実践されていることです。

というのは、荷物は2つにわけたほうが、手が痛くならないし、なにより体が楽な気がする……という体感から来ているとのことでしたが、**腰にとっては圧倒的に大正解**です。

P176の荷物の持ち方でご説明したとおり、リュックを使うのがベストなのですが、スーパーで買ったものなどの荷物を2つのバッグにわけて、右腕と左腕それぞれで持つと、**左右のどちらかに体が傾くことはなくなります。そのぶん、姿勢も安定して、腰への負担を軽くすることができるようになる**のです。

ちょっと不格好かも？　と思うかもしれませんが、知り合いの方いわく、やってみると意外と気にならないということでした。

さらに、**持ち方にもポイント**があります。買い物に使うエコバッグの場合も、多くの方が片手で持つバッグを使っていますが、**片手持ちのバッグを使う場合は、肘にかけてバッグを体に密着させれば腰にかかる負荷を多少は減らすことができます。**

スーパーで買い物かごを使うとき、手で持つ場合と肘にかける場合を比べると、後者のほうが圧倒的に楽ではありませんか？　これは、**荷物が体の重心に近づくことで腰にかかる負荷が減るから**です。

2つ持ちと持ち方、この2点をぜひ意識してみてください。

大掃除で腰を痛めないために！特に注意のいる窓拭きのやり方

ぐいぐいと力を入れて拭くと反発で腰を痛める

掃除といえば、年末などに行う**大掃除は、腰痛の魔の手が近づくとき**でもあります。連休中に大掃除で腰を痛めて、残りの休みを痛みで苦しみながら過ごした……という方もいらっしゃるのではないでしょうか。

大掃除では、換気扇や、エアコンなどなど、あまりしないような箇所を掃除するので、それだけ普段やらない姿勢をとることにつながりかねません。

そうやって、慣れない姿勢をすることで腰を痛めてしまう可能性がぐんと高まります。

そのなかでも、**特に注意していただきたいのが、窓拭き。**つい、ぐいぐいと力を入れて拭きがちですが、力を入れるとその反発によって体の負担も大きくなります。

ここで、少し窓拭きが楽になるコツをお教えします。

掃除機やフローリングワイパーの場合と同じように、なるべく体に近いところで雑巾を持つようにしてください。

もちろん高いところを拭くときなど限界はありますが、体の中心に近いところで拭くことで、腰にかかる負荷は小さくなります。

加えて、**利き手だけではなく左右の手を交互に使いましょう。**

腰の左右どちらかに偏った負荷がかかることを防いでくれます。

意外に危険な「台所での作業」膝と下腹部をキッチン台の側面につけて！

▼洗い物のときは手で体を支えられない

特に女性に多いのですが、お腹まわりが濡れるということは、**キッチン台に寄りかかるようにお腹だけをつけて、体重をかける、といったような体勢**をしている可能性があります。このような姿勢でいると、反り腰になってしまい、腰痛の原因になってしまいます。

さらに注意なのは、洗い物。料理をするときは、手をキッチン台についているので、力の分散ができるのですが、洗い物はそれができません。体を支えられませんから、それだけ腰にかかる負荷が大きくなります。

洗い物をするときには、**キッチン台の側面に膝と下腹部をつけて、体重を分散するようにしてほしい**と思います。

そもそも、**キッチン台の高さが自分に合っているかどうかはどうやって判断すればいいと思いますか？**

理想的なキッチン台の高さは（身長÷2）＋5〜10㎝といわれています。

ぜひご自宅のキッチン台について調べてみてください。

キッチン台が高い場合ははき物や踏み台で調整し、逆に低い場合は、腰掛けなどを使って自分の高さに合わせることが重要です。

○○○な運動は腰に悪い!?
運動前は必ずストレッチで腰をほぐす

▼ゴルフのような腰をひねるスポーツは腰にとって危険そのもの!?

趣味も様々ですが、スポーツを楽しんでいる方も多いでしょう。ただ、楽しいスポーツをするにも、注意しなければなりません。

ハードな運動というのは、どんなに柔軟性を持ち、体幹がしっかりしている人でも腰をやられてしまう可能性が高いです。

その典型なのが、**バレエダンサー**です。

バレエと聞くと、「走らないし激しい運動ではないのでは?」という方もいらっしゃるかもしれませんが、その実、**リフトで人を持ち上げたり、高いジャンプをするなど、意外と激しい運動をしています。**

２００4年と少し古いものですが、ある調査でこんなデータが出ています。

プロのクラシックバレエダンサー１６３名（男性40名、女性１２３名）を対象に、腰痛についてのアンケート調査をしたところ、なんと、**男性は87・9％、女性に至っては91・7％に腰痛の経験があるということでした。**

一般の方でも、特に野球やテニス、ゴルフといった腰をひねる動作を伴うスポーツは、腰にとって非常に危険です。

腰はそもそもの構造としてひねりに弱いです。

特に、まだ骨がしっかりと成長していない小中学生の場合だと、腰をひねるスポーツによって疲労骨折を起こしてしまうことも多いのです。

大人の場合は疲労骨折を起こすケースはそう多くありませんが、**スポーツによって腰に大きな負荷がかかることは確かです。**

腰痛という観点からは、特にゴルフは本当に危険なスポーツ。

まず、**アドレスと呼ばれるボールを打つ際の姿勢が前屈した中腰**です。

おまけに体の前面で長いクラブを持ちますから、**その重量のぶん、腰への負荷はさらに大きくなる。**そして、**大きく腰をひねってボールを打つのですから、腰に悪くて当然です。**

有名なプロゴルファーにも腰痛持ちが多いことには、こういう理由があるのです。

そうはいっても、好きな趣味をやめるのは精神的によくありません。ですから、ゴルフなど腰をひねるスポーツをする前には、腰の負担をなるべく減らせるように、ぜひ腰を緩めるストレッチを行っていただければと思います。

左ページのストレッチを行っていただけると、**普段動かせていない体をひねる筋肉**が伸ばされます。腰を上げて上半身をひねってストレッチするのでしっかり骨盤と肋骨を繋いでいる筋肉がほぐれてくれるので、より効果的です。

四つんばいになれるスペースがない場合は１２５ページの「クラゲ人間ストレッチ」を取り入れていただいてもＯＫです！

スポーツの前に行う

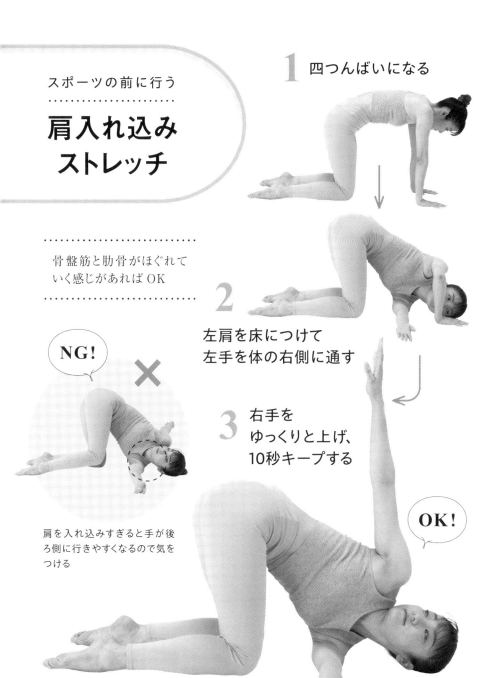

肩入れ込みストレッチ

骨盤筋と肋骨がほぐれていく感じがあれば OK

1 四つんばいになる

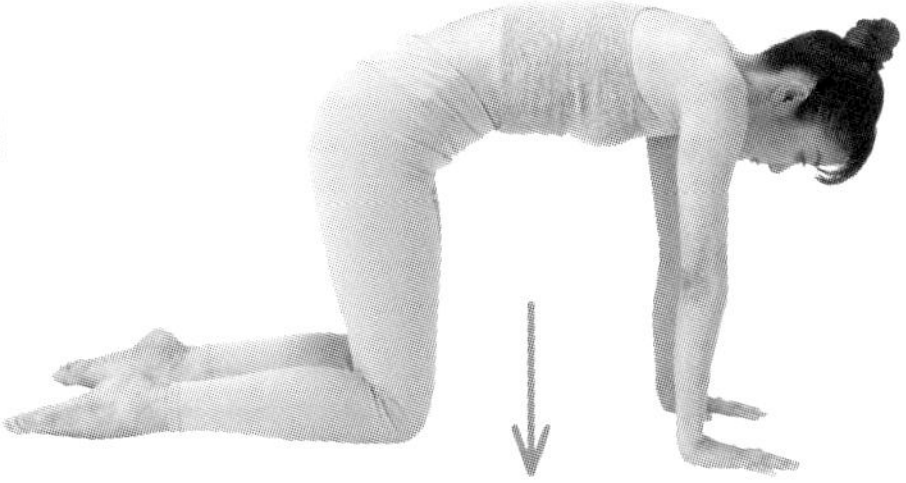

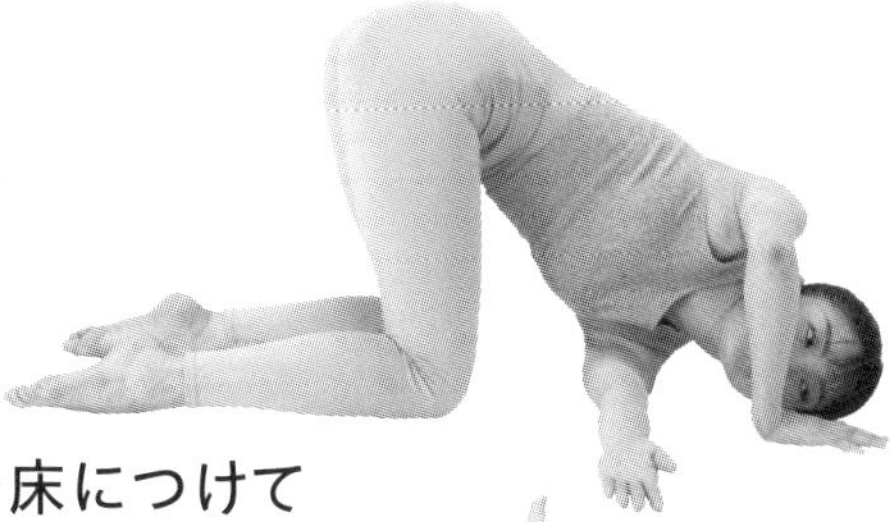

2 左肩を床につけて左手を体の右側に通す

NG!

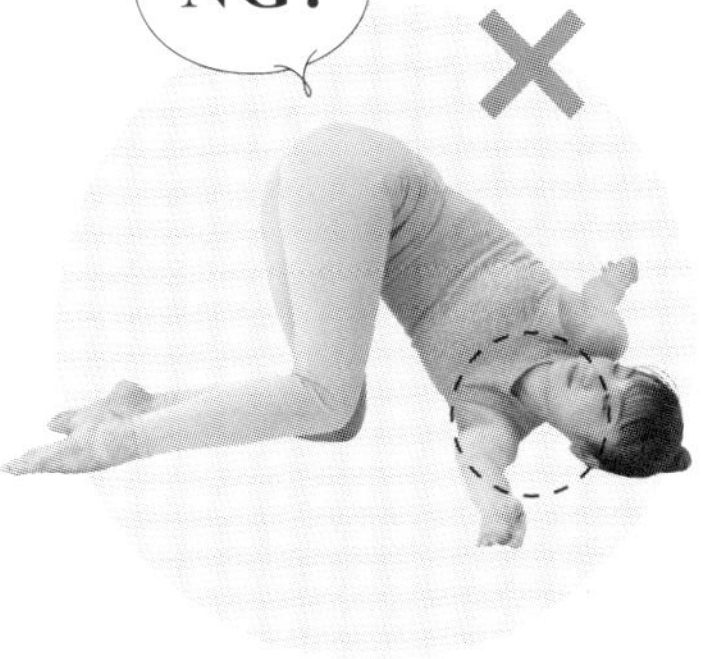

肩を入れ込みすぎると手が後ろ側に行きやすくなるので気をつける

3 右手をゆっくりと上げ、10秒キープする

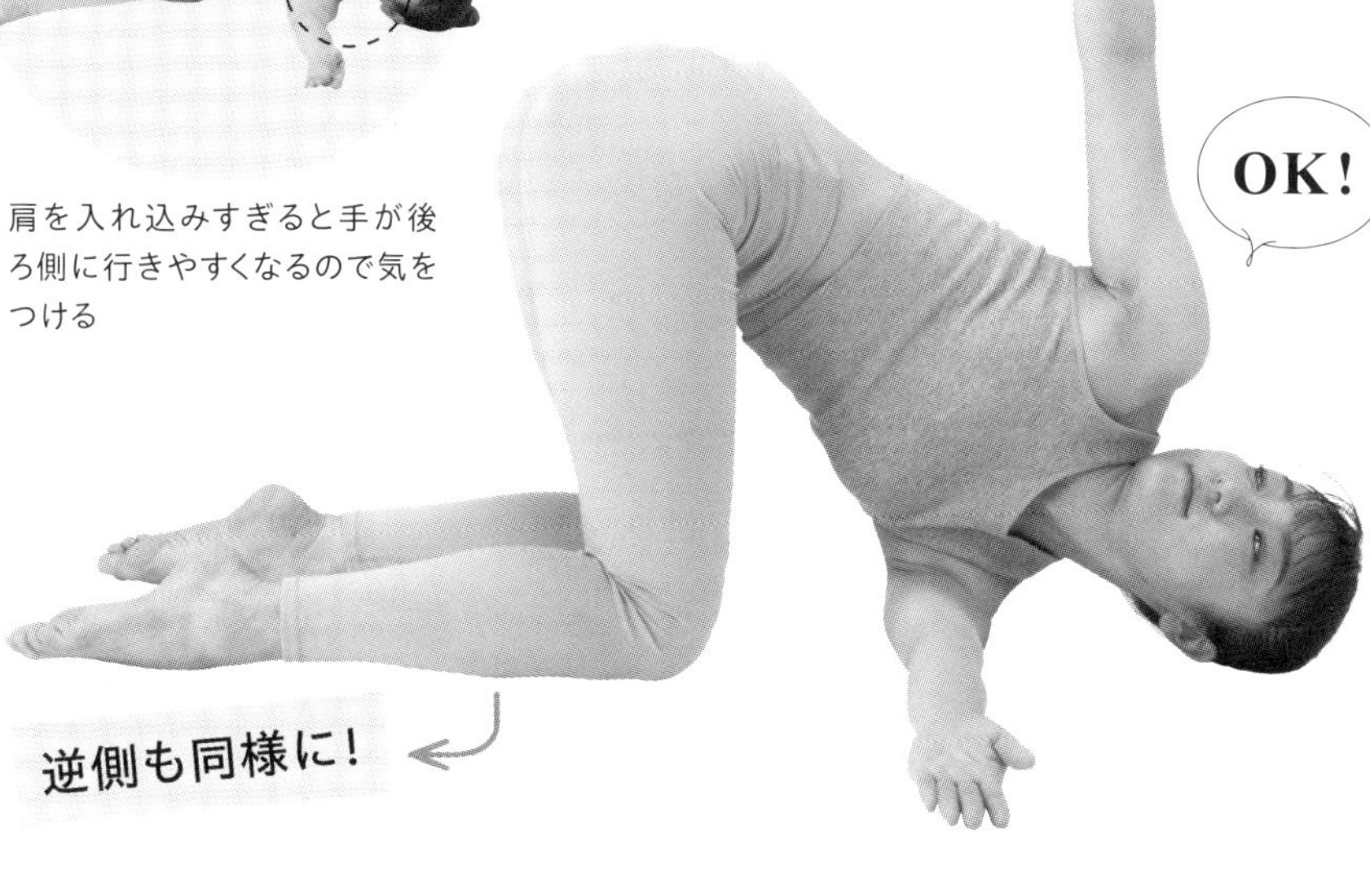

OK!

逆側も同様に！

第5章

恐ろしい病気の可能性も!? 付着部筋以外の腰痛の原因とは

あなたの腰の状態は？かんたん自己腰診断

▼総合的に腰の状態を診断できる自己腰診断

本書のタイトルは、「ほぐし方が9割」とほぐし方の重要性を強調したものになっていますが、実は残りの1割に該当した場合だと、結構厄介だったりします。

それこそ、**すぐに病院に行ったほうがいいような、恐ろしい状態の可能性もありますので**、ぜひチェックしてみていただければと思います。

自分の診断だと、ちゃんとできているかが不安……という方は、ご家族や友人などの**第三者と一緒にやっていただけると、より正確に診断することができます。**

それでは、さっそく見ていきましょう！

腰の状態を確かめるチェック

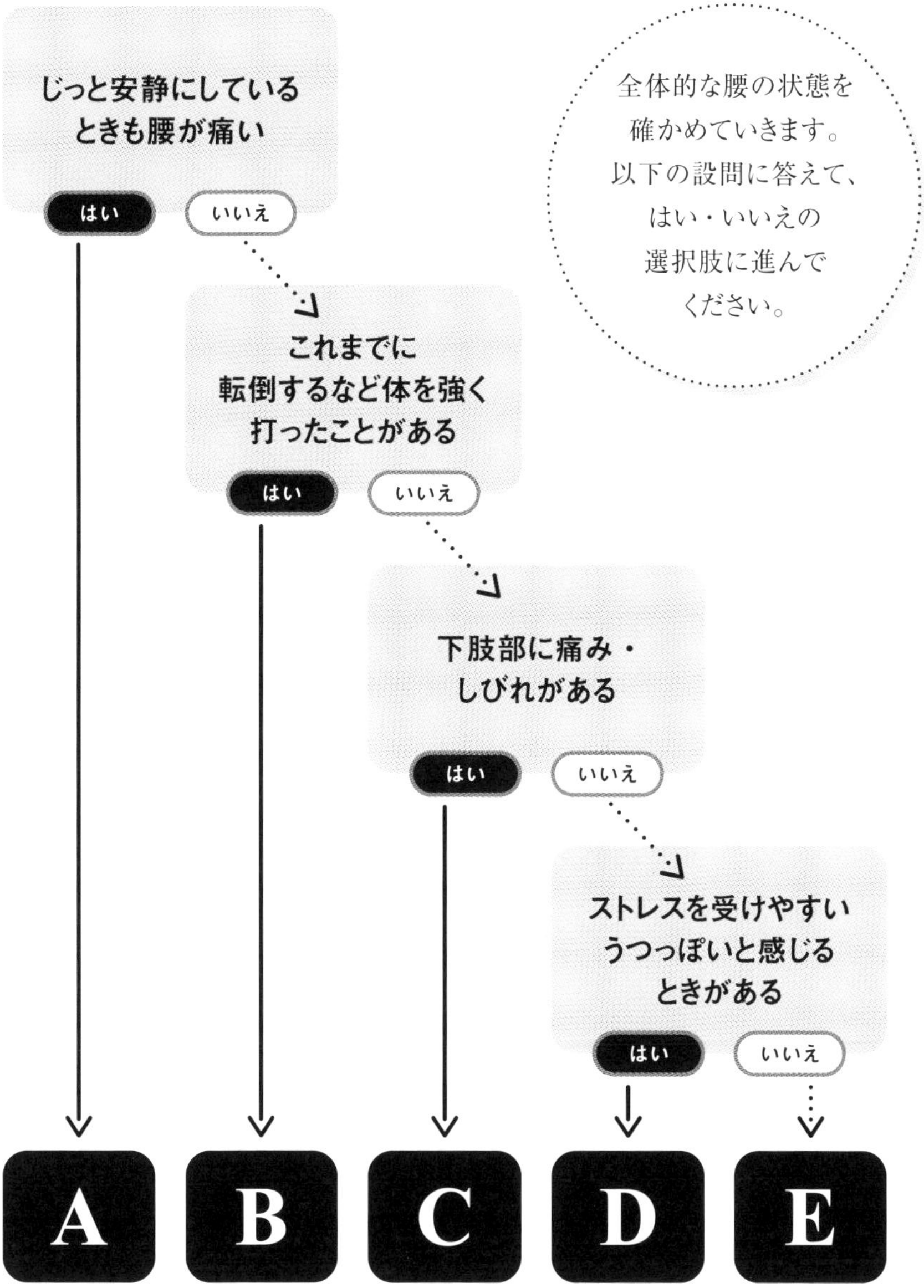

全体的な腰の状態を確かめていきます。以下の設問に答えて、はい・いいえの選択肢に進んでください。
じっと安静にしているときも腰が痛い
はい
いいえ
これまでに転倒するなど体を強く打ったことがある
はい
いいえ
下肢部に痛み・しびれがある
はい
いいえ
ストレスを受けやすいうつっぽいと感じるときがある
はい
いいえ
A
B
C
D
E

自己腰診断の結果は?

A

内臓の病気からくる腰痛の可能性があります。
すぐに病院へ!

B

圧迫骨折や、腰の打撲・ねん挫《ざ》の可能性があります。病院へ行き、**まずは安静にしたほうがよさそうです**。しばらく経って痛みが落ち着いてから「ほぐすトレッチ」を行うようにしてください。

C

脊柱管狭窄症《せきちゅうかんきょうさくしょう》・椎間板《ついかんばん》ヘルニアの可能性があります。手術が必要な場合もあるため、もし一度も病院に行っていないなら、まず病院で受診することをおすすめします。

D

心理的な面からきている腰痛の可能性があります。「ほぐすトレッチ」に加えてぜひ付録「痛み取りノート」の部分を実践いただければと思います。

E

筋肉自体のコリで痛めている可能性が大です。本書で紹介する「ほぐすトレッチ」などを取り入れることによって、**大幅に改善される可能性があります**。

ここでは補足として、A（内臓の病気）からD（心理性の腰痛）までについて、順番に解説をしておこうと思います。

A：超危険な内臓の病気からくる腰の痛み

まずはA（内臓の病気）から。腰に痛みを感じたとき、多くの方は「単なる腰痛だろう」と考えます。ちょっと無理な姿勢をとってしまった、重い荷物を持ってしまった。だから、付着部筋をはじめとした筋肉、関節などを痛めたのだと考えるのです。

しかし、**なかには腰に痛みを生じさせながらも「単なる腰痛」ではないものもあります。**

特に注意が必要となるのは、**「内臓の病気による腰の痛み」**です。

それらの病気には、**「膵炎《すいえん》」「尿管結石」**、それから**「卵巣捻転《らんそうねんてん》」**など一部の婦人科疾患《しっかん》のほか、**「腹部大動脈瘤《ふくぶだいどうみゃくりゅう》」**や**「大動脈解離《だいどうみゃくかいり》」**といったものも含まれます。

腹部大動脈瘤、大動脈解離については、著名人の死因としてメディアで報じられたこともあり、見聞きしたことがある方もいらっしゃるでしょう。いずれも死亡率が高く、とても恐ろしい病気です。もちろん、膵炎や尿管結石だって怖い病気であることには違いありません。

ただ、これらの病気による腰の痛みと一般的な腰痛とを見分けることはそう難しいわけではありません。というのも、**内臓の病気による痛みは、体の動作と関係なく起きるものだからです。**

整形外科医が専門とする運動器疾患としての腰痛の多くは、たとえば座っている姿勢から立ち上がろうとする、またはかがんでものを拾おうとするといったように、なんらかの動作に伴って痛みを感じるものです。

ところが、内臓の病気による腰の痛みはそうではありません。**横になっていようと座っていようと起きていようと、ずっと痛みが続きます。しかも、病気の種類によってはその痛みは激烈で、冷や汗がずっと止まらないとか、発熱を伴うことも。**

また、尿管結石の場合なら血尿も1つのサインになりますし、あるいは卵巣捻転などの婦人科疾患の場合であれば、腰だけではなく下腹部まで痛むということもあります。

いずれにせよ、**体の動作と関係なく強い痛みを感じるようであれば、我慢は絶対に禁物。命にかかわる可能性もありますから、すぐに病院に行ってください。**

B：なにもしていなくても起き得る圧迫骨折

脊柱管狭窄症や椎間板ヘルニアと同様に、高齢の方たちに注意してほしいのが「圧迫骨折」です。その原因は、ほとんど加齢によるものといっていいと思います。なぜなら、**圧迫骨折の原因の大半が「骨粗しょう症」にある**からです。

多くの方が知っていらっしゃると思いますが、骨粗しょう症とは、骨の強度が下がって骨がもろくなる病気です。骨がもろくなっているために、たとえば転倒したり少し重い荷物を持とうとしたりしただけでも、腰椎などの骨が上下にぐしゃっとつぶれるように骨折してしまうのです。これが、圧迫骨折です。

高齢者にとって怖いのは、骨粗しょう症の有病率が年齢とともに大きく上がるということ。**骨粗しょう症の発症割合は、80歳以上では2人に1人**というデータがあるほどです。

しかも、**圧迫骨折は「なにもしていなくても起きることがある」**というのも怖い点です。転倒したとか重い荷物を持とうとしたというふうに、「あれが腰痛の原因じゃないかな？」と思い当たることがあるならまだしも、自分ではまったく分からないうちにいつのまにか骨がつぶれてしまうこともあるからです。

なかには圧迫骨折をしてしまったことに気づかないまま、**「ただの腰のねん挫だ」といったふうに考えて、病院に行かないまま自分で治そうとする方もいらっしゃる**ほどです。でも、実際には骨が折れているのですから、そのまま自分で治そうとしてもしっかり治るわけがありません。

圧迫骨折を放置すると、圧迫骨折がさらなる圧迫骨折を招くということにもなります。圧迫骨折によってつぶれてしまうのは、そのほとんどが腰椎のお腹側の部分です。そのため、圧迫骨折を経験した方は前かがみの猫背の姿勢になります。

圧迫骨折による腰の痛みは、もちろん骨が折れたことによるものです。痛みの原因が筋肉や付着部筋を痛めたことではありませんから、いくら適切なストレッチをしてもよくなることはありません。

腰痛を発症したときには、転倒した、重い荷物を持ったといった思い当たる原因がない場合にも、**「ただの腰のねん挫だ」というふうに高をくくらず、まずは病院で診てもらうことをおすすめします。**

C：神経を圧迫して痛みを招く脊柱管狭窄症と椎間板ヘルニア

腰痛を引き起こす病気には、**「脊柱管狭窄症」**や**「椎間板ヘルニア」**というものもあります。これらは似たメカニズムによって起きる病気です。

背骨には「脊柱管」という、トンネルのような構造の神経の通り道が存在します。

脊柱管狭窄症とは、「狭窄症」という名前のとおり、その脊柱管が狭くなる病気のことです。

その**原因の多くは、年齢的な変化にあります。**人間の骨には、年を重ねると「骨棘《こっきょく》」と呼ばれるとげのような突起物ができます。背骨に骨棘ができるとそのぶんだけ脊柱管が狭くなってしまい、結果として背骨が神経を圧迫することになって痛みを生じさせるのです。

一方の**椎間板ヘルニアの場合は、背骨の骨と骨の間にある「椎間板」という軟骨の変形に原因**があります。この椎間板は骨と骨がぶつかり合わないようにクッションの役割を果たしているのですが、加齢とともに柔軟性を失っていきます。

しっかりと柔軟性を保っていたときには、椎間板が変形してもすぐに元のかたちに戻ります。でも、**柔軟性が失われてしまうと、たとえば上下に強い圧力がかかったようなときに骨と骨の間から飛び出してしまう**などして、椎間板がそのままのかたちになってしまうこともあります。そうして、その飛び出た部分が、やはり脊柱管のなかの神経を圧迫して痛みを生じさせるのです。

脊柱管そのものが狭くなって神経を圧迫するのか、飛び出した椎間板が神経を圧迫するのかという違いこそありますが、そのメカニズムは似ています。

そして、これらの病気の場合には、腰痛のほかにも症状が見られます。その代表的な症状は、**「坐《ざ》骨《こつ》神《しん》経《けい》痛《つう》」**でしょう。

坐骨神経とは、腰のあたりからお尻や太もも、ふくらはぎを通って足先まで伸びている神経です。

脊柱管狭窄症や椎間板ヘルニアは、背骨のなかにある神経を圧迫する病気です。そのため、その下にある坐骨神経にも影響が及び、坐骨神経が通っているお尻や太もも、ふくらはぎなど下半身に痛みやしびれが生じることとなります。

腰痛以外に下半身の痛みやしびれを感じるようであれば、脊柱管狭窄症や椎間板ヘルニアを疑う必要があります。

もちろん、**これらの病気も放っておいてよくなるものではありません。**

症状の程度によって治療法は異なりますが、いずれにせよ、専門医に診てもらいましょう。

▼D：ストレスにより脳の誤作動が発生する

本人に「思い当たる原因がない」にもかかわらず起き得る腰痛には、「ストレス」が原因だということも考えられます。特に、慢性腰痛の場合はストレス由来を疑ってもいいでしょう。

「激しい運動をするなど直接的に体を痛めたわけでもないのに、ストレスだけで腰が痛くなることなんてあるの？」なんて思った方もいらっしゃるかもしれません。

ストレスを受け続けると、**脳のなかで「イタイイタイ回路」が完成してしまいます。**痛みの感じ方をコントロールする機能が壊れてしまうのです。

もともと、**脳と腰の間にも、痛みを感じる↓痛みを抑えるという回路が存在します。**腰が痛みを感じると、アドレナリンなどの成分を出し、「腰が痛いです」という合図を脳に送ります。それを受け取った脳が、セロトニンなどの痛みを抑える物質を腰へ送る、といったものです。

しかし、**ストレスを感じると、脳は些細なことに敏感になります。**腰から「痛いです」の合図を出していないのに、**脳は勝手に「腰が痛い！」と勘違いをし、実際に腰に痛みがあるかのように感じてしまうのです。**

イメージでいうと、**火も出ていないのに、ずっと鳴り続けている火災報知器**、といったようなものでしょうか。

さらには、腰が痛い状態がずっと続いていると思い込んでいるので、本当に腰が痛くなっても、**痛みを抑えるセロトニンなどが分泌《ぶんぴつ》されにくいという状況**に陥ってしまうのです。

話は少しそれてしまいますが、ストレスといえば、ストレスを強く覚えていると、**天気のいい、悪いも、腰痛に大きく関係してきます。**

天気が悪化し、気圧が下がると脳からヒスタミンという物質が分泌され、交感神経を刺激します。ストレスがかかり、心に余裕がなければ、交感神経の優位性が過剰に高まり、痛みを感じやすくなってしまいます。さらに、交感神経が過剰に優位になると、血管の収縮が続き、血流が悪くなり、筋肉に疲労物質がたまり、筋肉が硬くなり、さらに痛みを感じ……と悪循環に陥ります。

さて、話をストレスと脳の関係に戻しましょう。

こういったストレスからくる痛みに対処するには、**「痛みの具合が下がっている」という感覚や、「痛みをコントロールできているな」という感覚を覚えることが重要**です。また、**痛みを見える化するために、ノートなどに実際に書き出す**ということも重要です。

実際に頭のなか（脳）で考えていたことを、いざ話したり書き出したりしようとしたら、思っていたことと違ったり、想像以上に言語化できなかった、ということってありますよね。これが、脳が勝手に、考えを一人歩きさせている状態です。

これと同じように、**痛みに関する勘違いを解いてあげる**のです。

なお、本書のいちばん後ろにある付録の「痛み取りノート」は、1日1分もかからず痛みの増減が見える化でき、脳の誤解を解くことができる優れものですので、ぜひ活用してみてください。

おわりに

本書を通じて繰り返しお伝えしてきたように、腰痛の原因の多くは、腰まわりの筋肉の「付着部筋」を痛めることにあります。

それを防止するには、朝晩1日2回のストレッチや、生活習慣のなかでストレッチを行うことによって、凝り固まった付着部筋をほぐして緩めることが重要です。これらを習慣化できれば、早い方なら3～4日もあれば効果を実感できるはずです。

まったく難しいことではありません。最初は少し面倒に感じるかもしれませんが、どれも10秒や1分もあればじゅうぶんにできるものばかり。それに、「全部しっかりやらなくちゃ！」と考える必要もないのです。力を抜いて、できるものをできるときだけやればいいのです。

そして、体だけでなく、心もほぐしていきましょう。
できるだけ「気楽に」考えるようにしてほしいのです。

いまは、腰に痛みがあるのですから、現実的には完全にストレスフリーになるというのは無理かもしれません。痛みそのものだけではなく、痛みによってやりたいことが思ったようにやれないことで、ストレスを感じることもあるでしょう。

しかし、気持ちいいな、という感覚を少しずつ覚えていけると、次第に「ま、こんな日もあるよね」と前向きに腰痛と向き合うことができるようになると思います。

とにかく、あまり考えすぎず、とにかく「やることは、ストレッチだけ」と気軽に考えることも大切だと思います。

そうして、みなさんが腰痛から解放されたなら、整形外科医としてこれほどの喜びはありません。

医師　佐々木 政幸

1日90秒！
腰痛を自分で治す　すごい方法
結局、腰痛は「ほぐし方」が9割

発行日　2023年 8 月 9 日　第 1 刷
発行日　2023年 9 月15日　第 2 刷

著者　佐々木政幸

本書プロジェクトチーム
編集統括　柿内尚文
編集担当　中村悟志、入江翔子
ストレッチ監修　浦場亜希（楽家）
編集協力　岩川悟（合同会社スリップストリーム）、清家茂樹、森モーリー鷹博
デザイン　鈴木大輔、仲條世菜（ソウルデザイン）
写真　森モーリー鷹博
モデル　華湖（表現舞踏家）
ヘアメイク　木村三喜
イラスト　mona
図版　菊池崇、櫻井淳志（ドットスタジオ）
DTP　山本秀一、山本深雪（G-clef）
校正　横山美和

営業統括　丸山敏生
営業推進　増尾友裕、綱脇愛、桐山敦子、相澤いづみ、寺内未来子
販売促進　池田孝一郎、石井耕平、熊切絵理、菊山清佳、山口瑞穂、吉村寿美子、矢橋寛子、遠藤真知子、森田真紀、氏家和佳子
プロモーション　山田美恵、山口朋枝
講演・マネジメント事業　斎藤和佳、志水公美

編集　小林英史、栗田亘、村上芳子、大住兼正、菊地貴広、山田吉之、大西志帆、福田麻衣
メディア開発　池田剛、中山景、長野太介
管理部　早坂裕子、生越こずえ、本間美咲
マネジメント　坂下毅
発行人　高橋克佳

発行所　株式会社アスコム

〒105-0003
東京都港区西新橋2-23-1　3東洋海事ビル
編集局　TEL：03-5425-6627
営業局　TEL：03-5425-6626　FAX：03-5425-6770

印刷・製本　株式会社光邦

Printed in Japan ISBN 978-4-7762-1262-1

来週の気をつけたい
生活習慣

／ （　　）	／ （　　）	／ （　　）
時　分	時　分	時　分

10
9
8
7
6
5
4
3
2
1
0

イライラ 不安 リラックス 楽しい	イライラ 不安 リラックス 楽しい	イライラ 不安 リラックス 楽しい

1週間の振り返り

□ 順調
□ まぁまぁ
□ もう少し
□ 全然ダメ

1日90秒
ほぐすトレッチ達成度

① 骨盤筋 ほぐし	② お尻 ふりふり ほぐし	③ 背骨筋 ほぐし
GOAL		
7	7	7
6	6	6
5	5	5
4	4	4
3	3	3
2	2	2
1	1	1
START		

痛み取りノート （　　）週目

日付 曜日	／ （　　）	／ （　　）	／ （　　）	／ （　　）
記録時間	時　分	時　分	時　分	時　分
痛みレベル 10				
9				
8				
7				
6				
5				
4				
3				
2				
1				
0				
今日の気分	イライラ 不安 リラックス 楽しい	イライラ 不安 リラックス 楽しい	イライラ 不安 リラックス 楽しい	イライラ 不安 リラックス 楽しい
天気				

メモ

来週の気をつけたい
生活習慣

／ ( )	／ ( )	／ ( )
時 分	時 分	時 分

10
9
8
7
6
5
4
3
2
1
0

イライラ 不安 リラックス 楽しい	イライラ 不安 リラックス 楽しい	イライラ 不安 リラックス 楽しい

1週間の振り返り

- 順調
- まぁまぁ
- もう少し
- 全然ダメ

1日90秒 ほぐすトレッチ達成度

① 骨盤筋 ほぐし	② お尻 ふりふり ほぐし	③ 背骨筋 ほぐし
GOAL		
7	7	7
6	6	6
5	5	5
4	4	4
3	3	3
2	2	2
1	1	1
START		

痛み取りノート　(　　　) 週目

日付 曜日	／ (　　)	／ (　　)	／ (　　)	／ (　　)
記録時間	時　分	時　分	時　分	時　分
痛みレベル 10				
9				
8				
7				
6				
5				
4				
3				
2				
1				
0				
今日の気分	イライラ 不安 リラックス 楽しい	イライラ 不安 リラックス 楽しい	イライラ 不安 リラックス 楽しい	イライラ 不安 リラックス 楽しい
天気	☀ ☁ ☂	☀ ☁ ☂	☀ ☁ ☂	☀ ☁ ☂

メモ

来週の気をつけたい
生活習慣

／ ( )	／ ( )	／ ( )
時 分	時 分	時 分

10
9
8
7
6
5
4
3
2
1
0

イライラ 不安 リラックス 楽しい	イライラ 不安 リラックス 楽しい	イライラ 不安 リラックス 楽しい

1週間の振り返り

- □ 順調
- □ まぁまぁ
- □ もう少し
- □ 全然ダメ

1日90秒 ほぐすトレッチ達成度

① 骨盤筋ほぐし	② お尻ふりふりほぐし	③ 背骨筋ほぐし
GOAL		
7	7	7
6	6	6
5	5	5
4	4	4
3	3	3
2	2	2
1	1	1
START		

痛み取りノート　（　　）週目

日付 曜日	／ （　）	／ （　）	／ （　）	／ （　）
記録時間	時　分	時　分	時　分	時　分
痛みレベル 10				
9				
8				
7				
6				
5				
4				
3				
2				
1				
0				
今日の気分	イライラ 不安 リラックス 楽しい	イライラ 不安 リラックス 楽しい	イライラ 不安 リラックス 楽しい	イライラ 不安 リラックス 楽しい
天気				

メモ

来週の気をつけたい
生活習慣

	／ (　　)	／ (　　)	／ (　　)
	時　分	時　分	時　分
10			
9			
8			
7			
6			
5			
4			
3			
2			
1			
0			
	イライラ 不安 リラックス 楽しい	イライラ 不安 リラックス 楽しい	イライラ 不安 リラックス 楽しい

1週間の振り返り

- □ 順調
- □ まぁまぁ
- □ もう少し
- □ 全然ダメ

1日90秒
ほぐすトレッチ達成度

① 骨盤筋 ほぐし	② お尻 ふりふり ほぐし	③ 背骨筋 ほぐし
GOAL		
7	7	7
↑	↑	↑
6	6	6
↑	↑	↑
5	5	5
↑	↑	↑
4	4	4
↑	↑	↑
3	3	3
↑	↑	↑
2	2	2
↑	↑	↑
1	1	1
START		

痛み取りノート　（　　　）週目

日付 曜日	／ （　　）	／ （　　）	／ （　　）	／ （　　）
記録時間	時　　分	時　　分	時　　分	時　　分
痛みレベル 10				
9				
8				
7				
6				
5				
4				
3				
2				
1				
0				
今日の気分	イライラ 不安 リラックス 楽しい	イライラ 不安 リラックス 楽しい	イライラ 不安 リラックス 楽しい	イライラ 不安 リラックス 楽しい
天気				

メモ

ノートの記入方法

基本の書き方は、日付を書いて、塗りつぶす&丸で囲むだけ！　超簡単な痛み取りノートをつくりました。しかも、塗りつぶしていくと、勝手に折れ線グラフができ、痛みレベルの上がり下がりが把握できちゃいます。このノートで、楽しくお手軽に腰痛改善をしていきましょう！

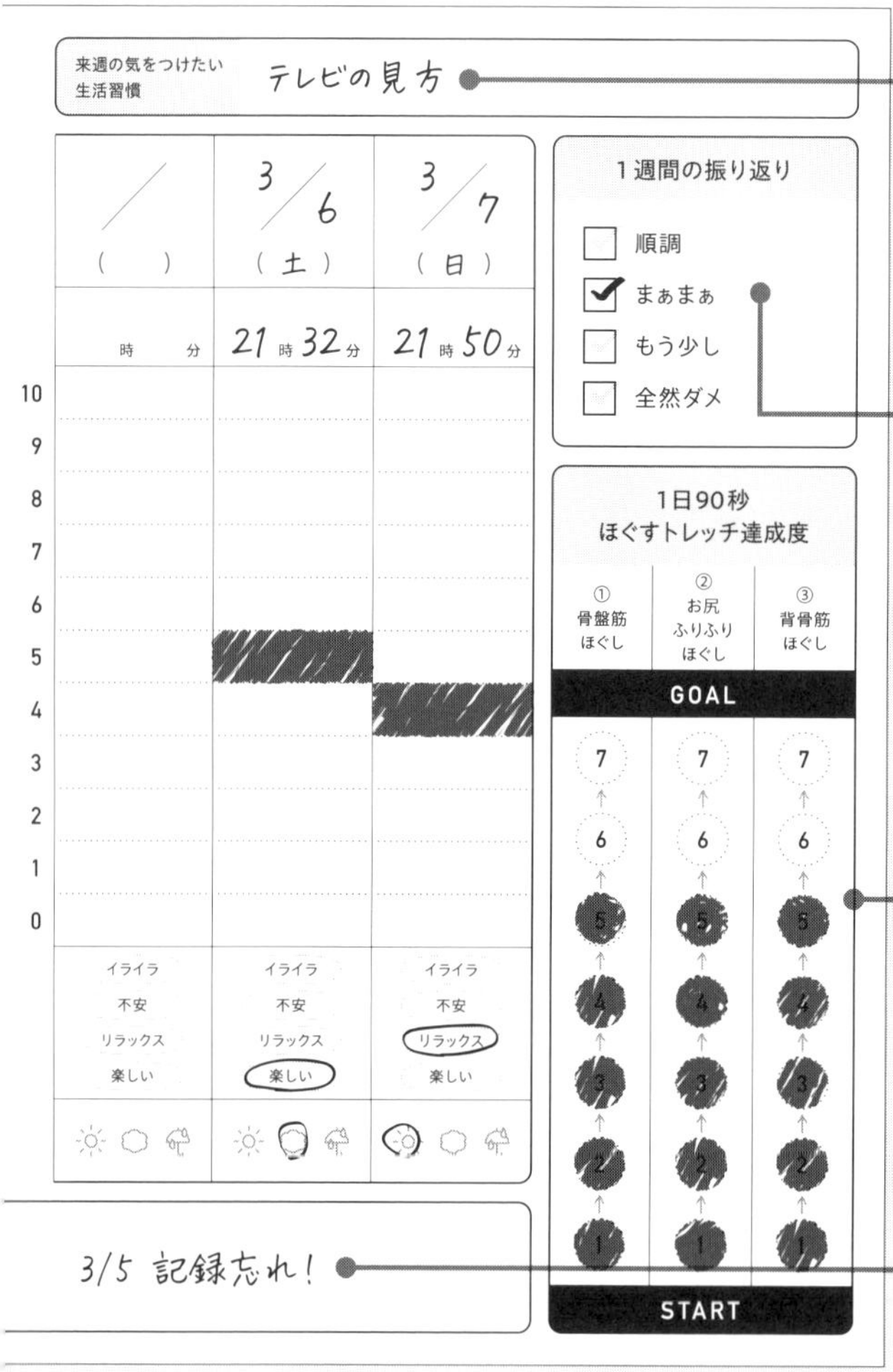

1週先で、取り入れたい腰痛改善の生活習慣を書きましょう。第4章を参考にしていただけると分かりやすいと思います。

週の最後に、この1週間の痛みの変化を振り返ってみましょう。

基本のほぐすトレッチができた日には、1個分塗りつぶしていきましょう。

記録を忘れても大丈夫！気にせず無理なく続けていきましょう！

さっそく始めてみましょう！

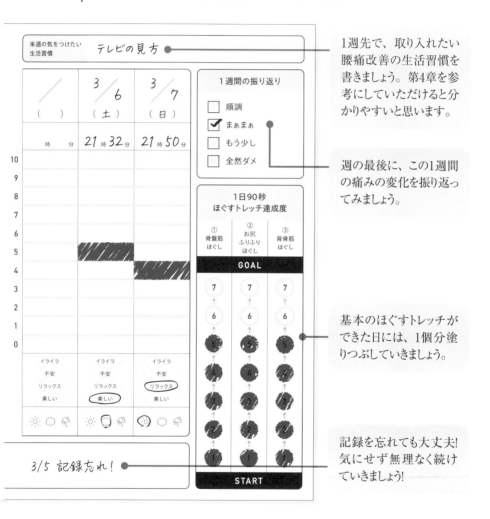

塗るだけ！ 痛み取り

超簡単

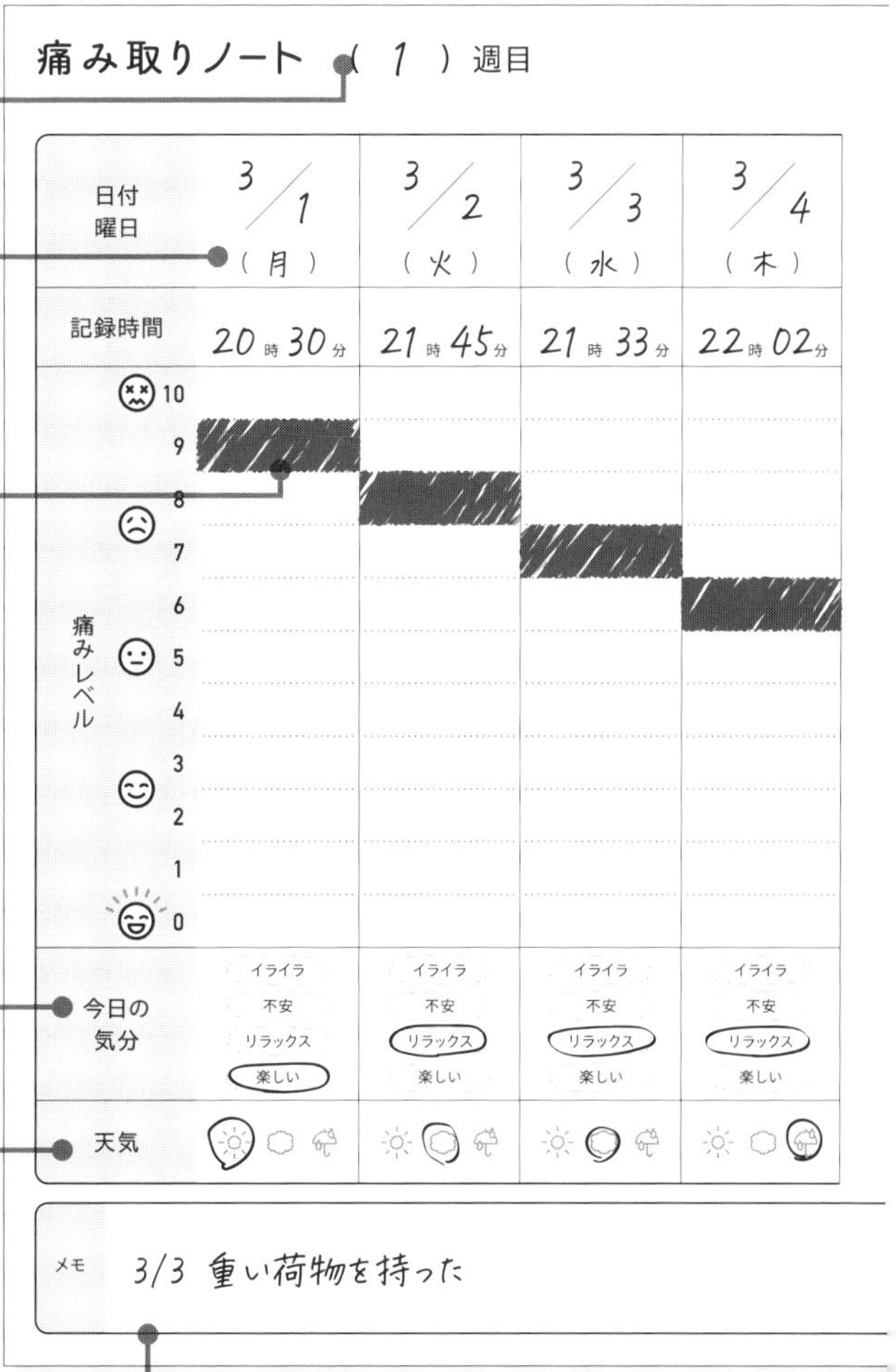

痛み取りノート（ 1 ）週目
日付 曜日
3/1（月）
3/2（火）
3/3（水）
3/4（木）
記録時間
20時30分
21時45分
21時33分
22時02分
痛みレベル
10
9
8
7
6
5
4
3
2
1
0
今日の気分
イライラ
不安
リラックス
楽しい
天気
メモ
3/3 重い荷物を持った

毎週、スタート時に数字を入れましょう。途中で挫折しても、またいつからでもスタートOKです。

11段階評価で、ご自身の痛みに当てはまる部分を塗りつぶしましょう。0が痛みなし、10が想像できる最大の痛みです。顔の表情を参考にしていただいても大丈夫です。

今日の気分を丸で囲んで記録しましょう。

今日の天気を丸で囲みましょう。

痛みが強くなったときの理由などあなたが気になった点をメモしましょう。

「ああ、痛みの具合が下がっている」という感覚や
「痛みをコントロールできているな」という感覚を
きっとつかむことができると思います。

さらに、ご自身の心の状態や天気にも、
腰痛が関わって来ていることが分かっています。
（詳しくは、第５章 P222 をご覧ください！）
これらの情報を加えることで、「ああ、イライラしているときは痛みを感じやすくなっているな」などと、分析することも可能です。

ぜひ、このノートを有効活用し、腰痛を改善するための御守りにしてください。

ポイント ＆ お願い

① 記入する時間はできるだけ同じ時間帯になるようにしましょう。

② 自分の感覚で大丈夫です。
考えすぎず、直感でこれくらい！　と数値や今日の気分を書いてみてください。

③ 頑張ろう!　と気合いを入れすぎず、気楽に取り組んでください。
「最悪、日付を書くだけでOK！」くらいの感覚で大丈夫です。

④ ぜひSNSで記録を写真に撮って投稿してみてください。
投稿を続けるモチベーションになります。

その際、#腰痛はほぐし方が9割 とハッシュタグをつけていただけると嬉しいです！

さっそく痛み取りノートの使い方を見てみましょう！

毎日、自分の痛みレベルを
書き込むだけで、
あなたの腰痛は改善する!?

痛みというのは、不思議なことに、脳の認知を変えることで
軽くなる可能性があります。

この「痛み取りノート」は、
自分の痛みを「腰の痛みレベル」を使って、書き込むだけ。
1日1分もかかりません。
さらに、**どんなにズボラな方でも続けられるような**工夫を
詰め込みました。

まずは、朝1回だけでもやってみてください。

さらに、**痛みの数値に当たる部分を塗りつぶすだけで、**
勝手に痛みレベルの上がり下がりが把握できるようになっています。

塗りつぶすだけで、**勝手にグラフが作られ、自分の痛みレベルを「見える化」**することができるようになるのです！

そうしてノートに書き込み、
ほぐすトレッチや痛みをとる生活習慣を続けていくうちに、
どんどん痛さのレベルが変わっていくことに気がつくと思います。

巻末付録

ぬるだけ！

痛み取りノート